中医药科普知识丛书

U0289027

中医谈肿瘤防治与康复

湖南省中医药管理局　组织编写

名誉主编　潘敏求　黎月恒　黄立中
　　　　　蒋益兰　何永恒
主　　编　曾普华
副 主 编　郜文辉　邓天好　田雪飞
　　　　　潘　博　王艳姿

科学技术文献出版社
SCIENTIFIC AND TECHNICAL DOCUMENTATION PRESS

·北京·

图书在版编目（CIP）数据

中医谈肿瘤防治与康复 / 曾普华主编；湖南省中医药管理局组织编写. —北京：科学技术文献出版社，2021. 12

（中医药科普知识丛书）

ISBN 978-7-5189-8575-3

Ⅰ. ①中…　Ⅱ. ①曾…　②湖…　Ⅲ. ①中医学—肿瘤学　Ⅳ. ① R273

中国版本图书馆 CIP 数据核字（2021）第 223959 号

中医谈肿瘤防治与康复

策划编辑：张宪安　薛士滨　责任编辑：钟志霞　郭　蓉　责任校对：文　浩　责任出版：张志平

出　版　者	科学技术文献出版社	
地　　　址	北京市复兴路15号　　邮编　100038	
编　务　部	（010）58882938，58882087（传真）	
发　行　部	（010）58882868，58882870（传真）	
邮　购　部	（010）58882873	
官 方 网 址	www.stdp.com.cn	
发　行　者	科学技术文献出版社发行　全国各地新华书店经销	
印　刷　者	长沙鸿发印务实业有限公司	
版　　　次	2021 年 12 月第 1 版　2021 年 12 月第 1 次印刷	
开　　　本	850×1168　1/32	
字　　　数	165千	
印　　　张	9.125	
书　　　号	ISBN 978-7-5189-8575-3	
定　　　价	49.80元	

《中医药科普知识丛书》编委会名单

中医药科普知识丛书

《中医谈肿瘤防治与康复》作者名单

名誉主编　潘敏求　黎月恒　黄立中　蒋益兰　何永恒
主　　编　曾普华
副主编　　郜文辉　邓天好　田雪飞　潘　博　王艳姿
作　　者（按姓氏笔画排序）

　　　　　王艳姿　邓天好　田雪飞　刘双浩　祁莹洁
　　　　　李　芝　李　丽　李　卓　李可心　李克雄
　　　　　李佳颖　杨　晶　余孝鹏　宋双双　张　振
　　　　　张长慧　罗　燕　周　芳　周　琳　周婉双
　　　　　柳　卓　郜文辉　侯宗伟　贺佐梅　凌志强
　　　　　唐　蔚　黄　威　黄洁雅　黄智槟　鄢慧颖
　　　　　曾普华　简小兰　谭　锴　谭小宁　潘　博

序　言

　　中医药是我国人民在长期的生产、生活实践中与疾病做斗争所积累起来的经验总结，既是防病治病的医学科学，更是我国宝贵的文化遗产。中医药学是中华文明的一个瑰宝，凝聚着中国人民和中华民族的博大智慧。沧桑几千年，从古至今，中医学形成了独特的生命观、自然观、健康观、疾病观、治疗观，包含着中华民族几千年的健康养生理念及其实践经验，不但护佑着中华民族繁衍生息，而且在当今时代焕发出越来越旺盛的生命力。

　　中医药根植于中国传统文化的沃土，通过历代医家们的不断观察总结，创新发展，形成了我国独特的卫生资源和原创的医学科学，既在疾病诊疗上疗效显著，又在养生保健方面经验丰富。如中医学四大经典著作之首的《黄帝内经》一书中提出的"法于阴阳，和于术数，食饮有节，起居有常"仍是我们今天强身健体、延年益寿的基本原则。中医倡导的"治未病"理论和方法，更是在疾病预防方面具有重大指导意义和实用价值，能在实施健康中国战略中发挥重要作用。

　　当今社会，健康问题已经成为世界各国关注的热点、重点。以习近平同志为核心的党中央高度重视维护人民健康，党的十九大将"实施健康中国战略"提升到国家整体战略层面统筹谋划。中国特色社会主义新时代社会主要矛盾已经转化为人民日益增长的美好生活需要和不平衡不充分的发展之间的矛盾，人民对美好生活的需要就包含对健康生活的需要，没有健康就没有美好生活，健康乃人民幸福之源和根基所在！然而目前我国慢性病高发、新发、再发，传染病时有流行，伤害发生率仍维持在较高水平。民众对健康知识普及率偏低，不健康的生活方式仍较常见。因此健康教育变得格外重要，健康科普势在必行。

中医药来源于民间、民众，深受群众的欢迎和喜爱，向大众传播中医药健康理念和知识，有助于引导群众树立正确的健康观，养成良好的生活方式，从而远离疾病、强身健体，提高生活品质和生命质量。有鉴于此，我局特组织湖南中医药大学第一附属医院、湖南中医药大学第二附属医院、湖南省中医研究院附属医院、湖南中医药高等专科学校附属第一医院、湖南省人民医院等知名中医专家精心编写了这套中医药科普知识丛书，全书作者以自己深厚的专业素养，深入浅出、通俗易懂地阐述了怎样爱眼护眼、养肝护肝、养肤护肤、养心护心、养肺护肺、养骨柔筋，怎样简效急救，如何预防癌症等。全书融科学性、权威性、实用性、通俗性和可读性于一体，看得懂、学得会、用得上，是家庭和个人增强健康意识，加强自我保健的良师益友。

健康出幸福，疾病生痛苦！养生保健、强身健体、科学防病，重在实践，贵在坚持。世上本无长生药，人间自有延

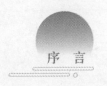

年方！希望这套中医药科普知识丛书，能为广大人民群众的身心健康、幸福生活尽绵薄之力。

湖南省中医药管理局局长 郭子华

于长沙

前　言

　　肿瘤的发病率及死亡率随着人口老龄化、不良生活习惯及环境污染而呈逐年上升趋势，肿瘤已经成为威胁人类生命健康的无形杀手。2020年全球肿瘤新发病例1929万例，肿瘤死亡病例996万例。我国新发肿瘤病例457万例，肿瘤死亡病例300万例，肿瘤发病率及死亡率均居世界高位水平。当今抗癌治疗手段有很多，包括手术、微创介入、放疗、化疗、分子靶向治疗、免疫治疗和中医药治疗等。中医药防治肿瘤具有悠久的历史和独特的优势，已成为肿瘤预防、诊疗和康复的重要手段之一。大量研究证实，中医药能够抗肿瘤复发转移，减少手术并发症，减轻放化疗、分子靶向治疗、免疫治疗等所致的毒副作用，且发挥协同增敏作用，改善肿瘤患者的临床症状，提高其生存质量，最大限度延长其生存期，从而提高临床获益率。当前，向广大读者普及中医药防治肿瘤知识是一项极有意义的工作，旨在倡导全社会积极行动起来，传播中西协同防癌抗癌理念，建立医患共同抗癌的防控体系，提高群众肿瘤防控意识，增强患者抗癌信心，切实遏制肿瘤带来的社会危害。

　　本书第一章介绍恶性肿瘤三级预防知识及相关策略；第二章介绍中医药对恶性肿瘤的认识及治疗特色与优势；第

三章为各论，详细介绍了常见恶性肿瘤及癌痛的中西并重预防、诊疗与康复知识。本书贯通古今，中西结合，将广大读者所关心的中医药如何针对肿瘤进行预防、诊疗和康复的问题，以科普的方式娓娓道来。语言通俗易懂，图文并茂，广大读者可以通过阅读本书获得肿瘤的科学预防知识，做到早期自我管理和筛查，降低患癌风险；亦可从中获得实用的中医药抗癌知识，进行全程管理与全面康复。

本书由从事中西医结合肿瘤临床一线医师编写而成，汇集了所有编者的心血和智慧，在此向全体参编者及对本书文稿整理和审校做了大量工作的编辑人员表示衷心的感谢。由于时间紧迫和水平有限，书中难免存在疏漏或不妥不足之处，敬请广大读者、专家指正。

湖南省中医药研究院附属医院

目　录

第一章

预防肿瘤有良策

第一节　肿瘤的三级预防策略

　　建立全国性肿瘤预防网络，完善城市、农村、社区医疗卫生服务体系，健全肿瘤防治机制，是我国肿瘤防治的一项重要任务。肿瘤一级预防即病因预防，目标是预防肿瘤的发生；二级预防即三早预防，目标是对肿瘤进行早期发现、早期诊断和早期治疗；三级预防即临床治疗，目标是对肿瘤进行合理规范的诊疗及康复管理。肿瘤防治绝非易事，应该从病因预防、三早预防、临床诊疗和康复管理等四方面着手，形成有效的防治体系（图1-1）。

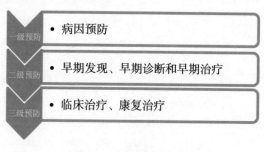

一级预防 · 病因预防

二级预防 · 早期发现、早期诊断和早期治疗

三级预防 · 临床治疗、康复治疗

图1-1　肿瘤防治体系

第二节　肿瘤可治，不要谈癌色变

是什么让大家谈癌色变？您是否也曾认为肿瘤是不治之症？2020年全球肿瘤新发病例1929万例，肿瘤死亡病例996万例。其中我国肿瘤新发病例457万例，肿瘤死亡病例300万，我国肿瘤发病率及死亡率均居世界高位水平。

将肿瘤与死亡画等号是绝对的误区。当前，我国恶性肿瘤的5年相对生存率已上升至40.5%，较10年前提高了约10%，食管癌、胃癌、喉癌、骨癌、宫颈癌、子宫癌、膀胱癌和甲状腺癌等肿瘤的5年生存率有了实质性的改善，其中预后较好的乳腺癌5年生存率达82%，甲状腺癌达84.3%，前列腺癌达66.4%，尽管与美国等发达国家仍存在一定的差距，但出现差距的主要原因是临床早期发现病例少、早诊率低及诊疗欠规范等。因此，积极预防、早期发现、合理诊疗是关键。

一直以来医务工作者们都抱着攻克肿瘤的梦想，当今抗癌治疗手段多种多样（图1-2）。治愈肿瘤已不再是目标，传统"根除肿瘤"的观念也已逐渐转变为"带瘤生存"。随着人们对肿瘤认识度的提高、科学技术的进步、治疗手段的创新发展，"肿瘤是不治之症"的时代已远去。肿瘤可治，与其谈癌色变，不如从容应对。

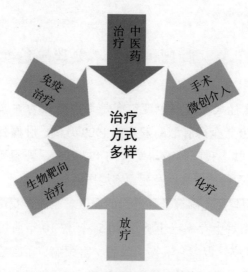

图 1-2　多种多样的抗癌治疗手段

第三节　肿瘤可防，要从每一天做起

抗癌措施千万条，"未病先防"最重要。我国吸烟者患肺癌的风险为不吸烟者的 2.77 倍，此外吸烟还是膀胱癌、前列腺癌等多种肿瘤的危险因素；长期饮酒、高脂饮食与肝癌的发生有关；与正常体重者相比，超重及肥胖者胰腺癌的患病率明显增加等。因此，肿瘤预防离不开健康的生活方式。健康的生活方式包括积极适量的运动、营养均衡的膳食结构、良好的生活习惯和舒适愉悦的心理状态（图 1-3）。

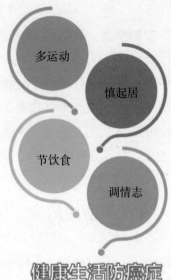

图 1-3　健康的生活方式

1. 多运动

除了跑步、游泳、瑜伽等，还可选择气功、太极、八段锦、易筋经、五禽戏等中国传统运动。

2. 节饮食

《膳食、营养与肿瘤预防》指出：①多选择植物性膳食，如水果、蔬菜或豆类物质，结合粗粮调整；②少食脂肪含量丰富的猪羊肉，可选择鸡鸭等禽类或鱼类替代；③限制腌制食物和盐的摄入量；④避免摄入可能遭受霉菌毒素污染的食物；⑤戒烟限酒。

3. 慎起居

做到规律起居、早睡早起、不熬夜、避免劳累等。

4. 调情志

常用情志调理方法：①转移注意法，在情志不畅时转移注意力，如练习书法、绘画、旅游等驱除不良情绪；②宣泄疏导法，及时与身边的亲人、朋友沟通，诉说烦恼，宣泄消极情绪；③情志相胜法、自我分析法、音乐疗法等。

第四节　杜绝生活中的致癌因素

肿瘤的发生是由很多因素引起的，不仅与遗传有关，生活中也有很多致癌因素。

一、膳食因素

不合理的饮食会诱发恶性肿瘤。被列入致癌物名单的食物有烟酒、槟榔、添加糖、发霉变质的食物、加工制品和红肉等。因此，在日常生活中应该少吃或者不吃上述食物，并注重饮食多样化，多吃维生素含量丰富的食物，营养摄取要平衡，注意饮食卫生。

二、化学致癌因素

日常生活中要特别注意一些容易致癌的化学物质，通常是食品和环境中的化学致癌物，如腌肉、腌菜中的亚硝胺类能诱发食道癌、胃癌、肝癌等；被黄曲霉毒素污染的发霉玉米、花生等会引起肝癌；工业污染、汽车尾气、家庭烟道排放气体及熏制的肉、鱼食品亦含有较高量的多环芳烃类可诱发肺癌和皮肤癌。

三、物理致癌因素

日常生活中要避免这些物理致癌因素对人体的损害。包括灼热、机械性刺激、创伤、紫外线、放射线等，如 CT、X线、放射性核素等医用检查，可引起人类多种肿瘤，如白血病、恶性淋巴瘤等。高危人群主要是从事放射线诊疗相关的医务工作者。长期受到强烈的太阳光紫外线照射是引起人类皮肤癌的主要原因。

四、生物致癌因素

生物性致癌因素包括病毒、霉菌、寄生虫等。肿瘤病毒是指能引起机体发生肿瘤或使细胞恶性转化的一类病毒，如乙型肝炎病毒（HBV）和丙型肝炎病毒（HCV）是原发性肝细胞癌的致病因子。幽门螺杆菌（Hp）是胃癌的致病因子，幽门螺杆菌的感染与胃炎、胃溃疡、胃癌有一定关系。食用含有华支睾吸虫的淡水鱼可能增加患胆管细胞癌的风险。

五、不良的生活习惯和行为方式

一些肿瘤与生活方式密切相关，因此又被称作"生活方式癌"。不良生活习惯包括偏食、吸烟、嗜酒、不科学的烹调、久坐等行为。肺癌、口腔癌、食管癌、喉癌与经常吸烟、饮用过量烈性酒等因素有关；胃癌、结肠癌、直肠癌、卵巢癌和乳腺癌与膳食中摄入的热量、脂肪过多，或与含有致癌成分的烧烤熏制食品、油炸食品有关；经常以车代步、以电梯代步是大肠癌发病的一个因素；口腔不洁易患口腔癌；不洁性生活可致阴茎癌和宫颈癌等。可见，改变不良生活习惯和生活方式是刻不容缓的。

第五节　注意饮食卫生，防止把"癌"吃进去

饮食因素几乎可以说是最重要也是最容易被大众接触到的致癌因素。

一、农药与食品

农药在农作物生长过程中使用率极高，而且也发挥了重要的作用。化肥、农药等残留化学物质和肿瘤关系密切，如苯氧除草剂、有机氯农药等能诱发淋巴癌、骨髓瘤和白血病

等。若相关食品中残留的农药成分高于国家标准，农药在体内蓄积会对脏器发生持久的致癌作用。

二、不正确的食品加工方法

人们常常将食品进行腌制，以保持在较长时间内都可以食用，但若腌制工艺不达标或腌制时间过长，产生的化学致癌物之一亚硝胺类含量就会增加，诱发食管癌、胃癌、肝癌等。一些小食品摊位的炸油条常作为人们的早餐食品，摊主为了节省成本，很少更换炸食品的油，食用油长期加热，使油变质，导致较强致癌作用的多环芳烃产生。用煤、炭等作为燃料进行食物熏烤、烘烤，烧烤过程中会产生多环芳烃，这类致癌物以苯并芘为代表，是能引起胃癌、食管癌、肠癌、肺癌、白血病等的物质。

三、食物的贮藏受到污染

贮藏不当而导致霉变的食物，特别是花生、玉米、瓜子、大米等食物，最容易产生黄曲霉素，引起肝癌。用发霉花生、玉米等榨出来的劣质油，里面也可能带入了黄曲霉素，因此不要轻易相信所谓的原生态自榨油，尽量买质量有保障的品牌油。

四、个人卫生的不健康

有些厂家为了面巾纸增白会使用荧光增白剂。而荧光增白剂是一种化学毒物，在高温下的荧光增白剂与食物，特别是油脂类食物，接触后温度越高，越会加速其向食品中迁移，口服摄入的荧光增白剂在体内不易被分解，长期摄入会在肝脏中积累产生潜在的致癌作用。

五、注意饮水卫生

不洁水中的微囊藻、节球藻等毒素有致癌、促癌的作用，并与黄曲霉毒素 B1 有协同致癌作用。故家用饮水机和桶装水应避免阳光直射，防止绿藻生长；避免桶装水长时间储存，保证水质安全。

第六节　加强体育锻炼，运动防癌

一、运动能预防肿瘤的发生吗？

运动不仅防癌还能抗癌。研究发现，每天运动 1 小时，可降低患肿瘤的风险。研究还发现，每月运动量为 7.5 小时乳腺癌风险下降 6%，运动量达 30 小时就是 10%，

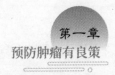

肿瘤风险下降情况具体为：乳腺癌为 6% ~ 10%，肾癌为 11% ~ 17%，骨髓瘤为 14% ~ 19%，肝癌为 18% ~ 27%，子宫内膜癌为 10% ~ 18%，结肠癌为 8% ~ 14%（限于男性），非霍奇金淋巴瘤为 11% ~ 18%（限于女性）。

二、为什么运动能够防癌？

运动防癌有以下七大科学机制：

1. 运动时肌肉产生热量高

运动时肌肉产热比安静时增加 10 ~ 15 倍，使人体体温暂时性升高。剧烈运动时体温可上升至 40 ℃，甚至更高。癌细胞对热的耐受力远不如正常细胞，容易被杀伤，尤其在有丝分裂期脱氧核糖核酸合成期更容易被杀死。

2. 运动使人体吸氧增多

一般人在安静时每分钟吸氧为 4 ~ 7 L，而运动时可达到 100 L 以上。吸氧量的增加，气体的频繁交换，可使体内的一些致癌物质排出体外。

3. 运动能增加免疫细胞

人体免疫细胞的数量可随运动量的增大而上升，从而可使癌细胞在形成之初就被消灭。运动本身也会刺激体内某些激素的分泌，加快骨髓生成白细胞的速度，增加吞噬细胞的能力，对体内出现少量的癌细胞，很快就会被众多的白细胞围攻歼灭。

4. 运动使人体大量出汗

汗水可将体内的一些致癌物质及时排出体外，大大减少患肿瘤的可能性。

5. 运动使血液循环加快

在血液循环加快的情况下，体内出现的癌细胞就像急流中的小沙粒一样被冲走，而无法在某个内脏器官站稳脚跟、生长发育和转移扩散。

6. 运动可改善人的情绪

（运动时大脑会产生能引起人体身心愉快的物质，可以消除忧愁和烦恼，抑制不良情绪的侵蚀。）运动能锻炼人的意志，增强战胜肿瘤的信心和毅力，对战胜许多疾病都是至关重要的。

7. 运动增加干扰素分泌

肌体处在运动状态时，每小时从血液中分泌出的干扰素较平时要增加一倍以上，而干扰素有确切的抗癌作用。

三、如何做到运动防癌？

研究发现，运动越多，肿瘤的风险下降越明显。

肿瘤死亡患者中有 1/3 归因于不良的饮食和运动习惯，包括超重和肥胖，另外 1/3 则与暴露于烟制品有关。所以要想预防肿瘤的发生，控制好体重也至关重要。

我们可参考美国肿瘤学会关于营养和运动预防肿瘤指南（表 1-1）：

表 1-1   美国肿瘤学会关于营养和运动预防肿瘤指南

美国肿瘤学会推荐的个体选择

·终身达到并保持健康体重

·保证没有体重不足的情况下，尽可能瘦

·在各年龄阶段都应避免体重增加：对于目前超重或者肥胖的人，减掉哪怕少量的体重也会使健康受益，并且会是一个好的开始

·有规律地运动，并限制高热量的食物和饮料的摄入，这是保持健康体重的关键

·采取积极运动的生活方式

·成年人应保证每周至少 150 分钟中强度或 75 分钟高强度的运动，或者将两者等效组合，若均匀分布在整个星期更佳

·儿童和青少年应保证每天至少 1 小时中强度或高强度的运动，并保证每周至少 3 天高强度的体育锻炼

·限制静坐的行为，如坐、躺、看电视，或者其他形式的面对屏幕的娱乐活动

·在常规活动以外做一些运动，不管强度怎样，都能使身体得到许多益处

消费健康的饮食，强调植物性食物

·选择食物和饮料是为了获得并保持健康体重

·限制肉类和红肉的消费

·每天至少食用 2.5 杯量的蔬菜、水果

·选择全谷类食物而不是精加工食物

·若饮酒，请限量

·女生每天饮酒不超过 1 份，男性每天饮酒不超过 2 份

第七节 心情舒畅，心理调适防癌

中医认为情志因素是肿瘤发病的常见病因。《黄帝内经》曰："恬淡虚无，真气从之，精神内守，病安从来?"保持心情舒畅，学会调节不良情绪，适当释放压力，做到形神兼备，可积极预防肿瘤。

一、情绪与肿瘤密切相关

过于内向、孤僻、抑郁、多疑、沉默寡言、心胸狭窄的人最容易患病，这种性格就是典型的"癌症性格"。如抑郁的人易患胃癌，长期失望伴自卑心理的女性易患宫颈癌，心情压抑者易患肺癌，怒气难以控制者易患肝癌和乳腺癌等。

1945年后的10～15年，一些遭受战祸的国家肿瘤发病率增高，可能与战争中的紧张、恐惧、家破人亡等沉重的精神打击因素有关。研究表明，原发性肝癌患者发生疾病与其在确诊前5年内所遭遇的负性生活事件密切相关。负性生活事件包括工作学习压力、经济收入压力、家庭成员健康问题等，且遭遇次数多、负性强度大。在这5年期间，患者明显表现出易怒、多忧、善思、多悲的情绪倾向性，而愤怒情绪是原发性肝癌发病的主要危险因素。

拥有好心情对预防肿瘤极其有益。人在开心时，大脑会分泌一种叫内啡肽的物质，它不仅能镇痛、抗衰老，还能激活免疫系统功能，抑制癌细胞生长，同时调节内分泌功能，使人体抗病能力提高。相反，如果您长期处于消极情绪中，如压抑、恐惧等，就会使肾上腺皮质激素分泌增加。这种激素可破坏人体的免疫功能，引发正常的细胞癌变。

二、如何调节心情以预防肿瘤

1.转换观念

消极情绪的产生很多时候与自己看问题的错误观念和消极想法有关。因此，学会换个角度看问题，转换成积极正确的思维对调整不良情绪具有积极意义。

第一，确定理想抱负时要正确评估自己的实际能力，适当降低对自己的期望，避免不必要的挫败感。第二，自食其力，别把太多希望寄予在别人身上。在生活中做事或在工作中完成任务时，首先要学会自己想办法解决或尽量提高自己的能力去完成，而不是第一时间想着依靠别人，这样既有利于自己的成长，而且也不会因为求助失败而产生不满情绪或者失落感。若能挺过难关，还会有加倍的成就感。第三，赠人玫瑰，手留余香。乐于助人，改变格局，使自己沉浸在帮助别人的快乐中，不仅能忘却烦恼，还能在生活中体会到自己存在的价值。第四，善于做出让步。一个能干出大事的人，往往只注重大事，只要不影响整体利益，在小事情上善于做出让步，以减少小事给心理带来的压力和烦恼。最后，要学会转移注意力。当遇到挫折而带来烦恼时，应迅速转换环境，将精力转移到自己喜欢做的事情上去。

2. 建立健康的心理

建立起心理健康的"三三三制"，即三乐、三忘、三闲。"三乐"是自得其乐、知足常乐、苦中作乐。"三忘"是忘记财富、忘记年龄、忘记恩怨。"三闲"是不管闲事、不说闲话、不生闲气。

3. 释放压力

在现代飞速发展的时代，人们的生活节奏不断加快，竞争压力笼罩着很多人。但是，压力过大不仅影响身体健康，增加患病概率，而且也会影响生活质量和工作效率，不好的生活和工作体验进一步加重不良情绪的产生，造成恶性循环。因此，我们要学会用一些方式适当释放压力，如听音乐、冥想、读书、进行体育锻炼、洗个热水澡、做深呼吸、形成规律的作息时间，保证质量好的睡眠等来调整心态，排遣不良情绪。

4. 适当宣泄不良情绪

如果出现了心理问题，不要孤立自己，其实有很多可以求助的对象，如向好友倾诉，即使他不能帮你解决问题，倾诉本身也会舒缓你的异常情绪；去专业的心理咨询机构咨询，从业人员具备专业的心理知识，能有针对性地选择不同的心理治疗方法，帮助你摆脱困扰；在不干扰到其他人生活的情况下，找一个空旷辽阔的地方如田野、海边等，向远处大声呼喊，可以适当发泄压抑在内心的不良情绪。

5. 运用表情调节法

表情调节法即通过改变或调节人的外部表情，包括面部肌肉紧张度和骨骼肌肉紧张度等，相应地改变或调节人的情绪状态的一种方法。研究发现，人在发生情绪波动时总是伴随一定的肌肉紧张，如果这些肌肉紧张得到放松，就能减轻或改变人的情绪状态，随之消除紧张、恐惧和不安感。表情是情绪的外部表现，俗语说"情动于衷而形于外"。情绪的产生伴随着一系列生理过程的变化，由此而引起面部、姿态等外部表情。愉快顺利时笑容满面、兴高采烈、手舞足蹈；愤怒时咬牙切齿、横眉瞪眼、紧握双拳；发愁时愁眉紧锁、无精打采；沮丧时垂头丧气、肌肉松弛。既然情绪与外部表情密切相关，我们可通过改变外部表情的方法来改变情绪状态。我们在感到紧张焦虑时，有意识地放松面部肌肉，表情自然，或者用手轻搓面部；我们在心情沉重时，可有意识地做出笑脸，强迫自己微笑，或者想一想自己过去高兴的事。

6. 巧用颜色改变心情

颜色对于改变心情有一定的效果。为了消除烦躁与愤怒，避免接触红色是有好处的。忧郁时不要穿黑色、深蓝色等使心情沉闷的颜色的衣服，也不要置身于这种颜色的环境之中，应该寻找和接触温暖、明亮、积极的颜色，以使心情轻松。当你感到忧虑或者紧张时，应选择中性的颜色，以取得镇定、平静的效果。

第八节　养成良好的生活习惯，生活起居防癌

1/3 的癌症是可以预防的，80% 的癌症发生与生活习惯及环境因素有关，35% 的癌症发生与饮食有关，30% 的癌症之死亡与吸烟有关。在我们日常生活中，如何积极预防癌症呢？

一、戒烟限酒

烟草烟雾中有 60 多种致癌物，这些有毒成分能快速从肺部进入血液，刺激 DNA 产生突变，增加包括肺癌、结直肠癌等在内的多种肿瘤患病风险。研究发现，每天吸烟 20 支，连续吸烟 20 年以上者，肺癌发生率比不吸烟者高 20 倍。酒精需要肝脏代谢，无论喝多少酒，都是在加重肝脏负担、损伤肝脏。58% 的肝癌都与酒精摄入有关。

二、合理饮食

1. 忌食过热的食物

当我们喝热饮或吃热的食物（大于 65℃）时，高温足以灼伤食管黏膜，引发炎症，食管在不断修复 – 损伤的过程中

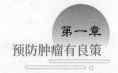

就可能发生基因突变，诱发食管癌。

2. 忌进食过晚

长期过晚进餐，胃还没有排空就睡觉，容易损伤胃黏膜，甚至有专家把 20 点至 24 点称为"胃癌时间"。

3. 少吃烧烤油炸食物

夏天很多人都喜欢烧烤、油炸食物，其中可能含有致癌物质，这类物质在进入人体后会转化为数十种代谢产物，继而可对基因造成损伤，增加患肿瘤的风险。

4. 少吃腌制食物

生活中常见的腌制食物像腊肉、咸鱼、香肠等，这些食物中含有大量亚硝胺类化合物，这些化合物最易诱发胃肠道肿瘤。

5. 禁吃霉变食物

南方正值梅雨时，很多食物都可能出现霉变，而其中的黄曲霉毒素是目前发现的最强致癌物之一。

6. 不偏食、不节食

现如今虽然生活条件好了，但挑食、偏食、节食的人不在少数，尤其是减肥人群，容易造成营养不均衡，营养素摄入不足会造成免疫力下降，增加患疾病甚至肿瘤的风险。

三、多做运动

久坐不动是上班族的常态，但这易使腹腔、盆腔、腰骶部血液循环不畅，降低肠道免疫功能，加上肠胃蠕动减慢，有害物质长时间滞留，会刺激肠黏膜，增加患结直肠癌的风险。

四、减少熬夜

熬夜会引起内分泌紊乱，降低免疫力，增加患肿瘤的风险。研究表明，熬夜的女性容易患乳腺癌，男性易出现胃癌和肺癌。一般认为，超过 23 点就算熬夜；但若作息时间规律，每晚睡眠 > 7 小时，且入睡时间不晚于 2 点，也可不算作熬夜，但是不推荐；最忌睡眠不规律，忽早忽晚，忽长忽短。

五、保持健康心态

研究发现 90% 的疾病都和情绪有关。在子宫癌的病因调查中，不少患者在患病前多有精神创伤史，食管癌患者多有性情残暴史，乳腺癌患者多有七情不舒、肝郁气滞、思虑过度等情志不畅的精神因素。长期处于过分悲伤、忧虑等状态，会对免疫力产生抑制作用，影响免疫系统对异常细胞的识别与杀灭，增加患肿瘤的风险。

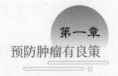

第九节 注意警告信号，及早发现肿瘤

一、世界卫生组织（WHO）提出肿瘤八大警告信号

（1）可触及的硬结或硬变，如在乳房、皮肤及舌部发现的硬结。

（2）持续性消化不正常。

（3）疣（赘瘤）或黑痣有明显变化。

（4）持续性嘶哑、干咳及吞咽困难。

（5）月经期不正常的大量出血，经期以外的出血，特别是性交后阴道出血。

（6）耳、鼻、膀胱、肠道原因不明的出血。

（7）经久不愈的伤口，不消的肿胀。

（8）原因不明的体重下降。

二、中国医学科学院提出了早期发现肿瘤需要引起注意的十大症状

（1）身体任何部位，如乳腺、颈部或腹部的肿块，尤其是逐渐增大的。

（2）身体任何部位，如舌头、颊黏膜、皮肤等处没有外

伤而发生的溃疡，特别是经久不愈者。

（3）中年以上的妇女出现不规则阴道流血或分泌物（俗称白带增多）。

（4）进食时胸骨后闷胀、灼痛、异物感或进行性加重的吞咽不顺。

（5）久治不愈的干咳或痰中带血。

（6）长期消化不良、进行性食欲减退、消瘦，又未找出明确原因者。

（7）大便习惯改变，或有便血。

（8）鼻塞、鼻衄、单侧头痛或伴有复视。

（9）黑痣突然增大或有破溃、出血，原有的毛发脱落。

（10）无痛性血尿。

通过生活中的自检自查，1/3的肿瘤可以得到预防，及时注意肿瘤信号，正确就医，才能最大程度提高肿瘤治愈率。请关注常见的癌前病变。①黏膜白斑：常见于口腔、外阴等处黏膜。由于鳞状上皮的过度增生和过度角化并有一定异型性，长期不愈可转变为鳞状细胞癌。②慢性宫颈炎伴宫颈糜烂：在慢性宫颈炎基础上，宫颈阴道部的鳞状上皮被来自子宫颈管内膜的单层柱状上皮取代，可以转变为宫颈鳞状细胞癌。③直肠、结肠的腺瘤性息肉：单发、多发者均可发生癌变，有家族史的多发者，更易发生癌变。④乳腺增生性纤维囊性变：常因内分泌失调引起，伴有导管内乳头状增生者易发生癌变。⑤慢性萎缩性胃炎及胃溃疡：慢性萎缩性胃炎的胃黏膜上皮的肠上皮化生可发生癌变。慢性胃溃疡长期不愈，也可发生癌变，其癌变率大约为1%。⑥慢性溃疡性结肠炎：在反复溃疡和黏膜增生的基础上可发生结肠腺癌。⑦皮肤慢性溃疡：经久不愈的皮肤溃疡和瘘管，特别是小腿慢性溃疡可发生鳞状上皮增生，易癌变。

第十节　定期检查身体，发现肿瘤要早诊疗

很多肿瘤早期往往不会有特殊症状，一经发现已到中晚期。若要肿瘤早治疗，定期检查是关键，检查及时有必要。单纯肿瘤标志物筛查难以排除肿瘤，还需要做相关的防癌筛查（表1-2）。此外，定期检查不仅能早期发现肿瘤，还能评估疗效，动态了解病情进展，及早制订下一步诊疗计划，有利于肿瘤转移、复发的及时治疗。

表 1-2　常见肿瘤的筛查方法

肺癌	低剂量螺旋 CT；年龄 55 ~ 74 岁的高危人群（烟草使用者）建议每 1 ~ 2 年检查 1 次，可降低死亡率
肝癌	甲胎蛋白检查（AFP）；定期结合超声筛查；高危人群（慢性肝炎或肝硬化者）每 6 个月检查 1 次
胃癌	上消化道 X 线；内镜检查；从 40 岁开始，每 1 ~ 2 年检查 1 次

续表

口腔癌	肉眼观察；高危人群（烟草使用者）从 35 岁开始，每 1～3 年检查 1 次
乳腺癌	钼靶 X 线；女性从 50 岁开始，每 1～3 年检查 1 次，可降低死亡率
宫颈癌	HPV 和 TCT 检查；女性从 25 岁开始行 TCT 检查，每 1～3 年检查 1 次；从 30 岁开始行 HPV 检查，每 3～5 年检查 1 次
卵巢癌	糖类抗原 125（CA–125）；不定期检查
前列腺癌	前列腺特异性抗原（PSA）；从 50 岁开始，每 1～5 年检查 1 次
结肠癌	结肠镜检查、乙状结肠镜检查、粪便隐血试验；从 50 岁开始，结肠镜检查每 5～10 年 1 次，乙状结肠镜检查每 3～5 年 1 次，粪便潜血试验每 1～2 年检查 1 次，三项检查均能降低死亡率

第十一节　中医如何积极预防肿瘤？

肿瘤的三级预防思想与中医"治未病"理念相契合。"治未病"思想贯穿在肿瘤的预防、治疗、康复等各个方面。"治未病"思想首见于《黄帝内经》："圣人不治已病治未病……不亦晚乎"。张仲景在《金匮要略》中强调 "夫治未病者，见肝之病……惟治肝也"之训诫。温病大师叶天士在《温热

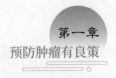

论》指出 "如甘寒之中，加入咸寒，务在先安未受邪之地，恐其陷入易易耳"。

一、内调机体

（一）药膳

药食同源，食物与药物都具有形、色、气、味、质等特性。金代《寿亲养老新书》记载："水陆之物为饮食者不下千百品，其五气五味冷热补泻之性，亦皆属于阴阳五行，与药无殊……人若知其食性，调而用之，则倍胜于药也……善治药者不如善治食。"

以药膳扶助正气、改善体质，是中医预防肿瘤的一个重要手段。体质是人体的素质，是人体由父母遗传而来，受后天的气候、地域、饮食等多种因素影响，形成的与外界环境相适应的功能和形态上相对稳定的一种固有特性。中医体质决定了个人患癌的易感性及后天饮食的宜忌，这不是对宿命论的迷信，而是哲学辩证法，蕴含着科学的实质。常见的体质和适合食用的药膳可概括为如下方面，见表 1-3。

表 1-3 体质和适合食用的药膳

人体体质	药膳性质	常见药膳
湿热体质	清热药膳	马齿苋大米粥、冬瓜荷叶汤
气郁体质	解郁药膳	橘皮粥、鸡丝炒佛手、玫瑰花粥

续表

气虚体质	益气药膳	人参三七乌鸡汤、当归党参乌鸡汤、黄芪鳝鱼汤
血虚体质	补血药膳	阿胶粥、牛骨枸杞胡萝卜汤、美味鸡肉银耳汤
阴虚体质	滋阴药膳	珠玉二宝粥、黄精鸡、阿胶参枣汤
阳虚体质	补阳药膳	肉桂鸡肝、蛤蚧羊腰花、羊肉枸杞子汤
痰湿体质	祛湿药膳	杏仁川贝粥、薄荷藿香茶、紫苏麻仁粥
血瘀体质	活血药膳	山药鸡内金粥、黑豆川芎粥、核桃藕粉糊
特禀体质	抗敏药膳	固表粥、葱白大枣鸡肉粥

(二)导引

导引，意为"导气令和，引体令柔"之意，是一种通过舒缓绵长的运动和呼吸，配以静心宁神的心理调节，从而疏通经络气血，改善脏腑功能，调畅精神，使"人体之气更平和，身体更柔软"，从而达到强身健体、祛病防癌、缓解疲劳、延年益寿的目的。传统导引术有太极拳、八段锦、五禽戏、易筋经等。

(三)五行音乐

角、徵、宫、商、羽等五音分别归属木、火、土、金、水，由此，角音入肝，徵音入心，宫音入脾，商音入肺，羽音入肾，这就是中医所谓的"五脏相音"（表1-4）。根据"同声相应，同气相求"的原理，不同的音可以和不同的脏发生协频共振。五种调式的音乐因选用的主音不同，旋律和配器的不同，所发出的声波和声波形成的场质也不一样，因而对脏腑和情志的调节作用也各有所异。

表1-4　五行音乐的特点及其与五行五脏的关系

五行音乐	对应五行	对应五脏	常用演奏乐器	音乐特点	代表曲
角调式乐曲	木	肝	古筝、古箫、竹笛等	声频长而高，乐风悠扬缓和，婉转优雅	《胡笳十八拍》《江南丝竹乐》等
徵调式乐曲	火	心	古琴、古筝、琵琶、小提琴等丝弦乐器	声频高而尖，乐风热烈欢快、活泼轻松	《金蛇狂舞》《春节序曲》《喜洋洋》《步步高》等
宫调式乐曲	土	脾	古埙、笙竿、葫芦笙等	声频重而浊，乐风庄重敦厚	《十面埋伏》《月儿高》
商调式乐曲	金	肺	编钟、磬、锣等	声频强而响，乐风高亢嘹亮，悲壮有力	《阳春白雪》《江南好》等
羽调式乐曲	水	肾	鼓等	声频低而沉，乐风清幽飘摇，凄切哀婉	《梅花三弄》《梁祝》《二泉映月》等

角音入肝，对于平时易生气动怒者，可用角类音乐进行调理；徵音入心，对于喜笑无常、失眠多梦者，可用徵类音乐调理；宫音入脾，对于神疲乏力、食欲减退、倦怠消瘦者，可用宫类音乐调理；商音入肺，对于悲伤忧虑、悲观厌世者，可用商类音乐调理；羽音入肾，对于惊恐过度、易受惊吓失眠者，可用羽类音乐调理。

依据五行的相生相克，合理地使用五音对调节情绪、愉悦性情、防治肿瘤大有裨益（图1-4）。性情暴躁、争强好胜之人，五行属火，水克火，应多听羽调式音乐，可以缓和并克制其急躁情绪。悲伤忧虑、悲观厌世绝望之人，五行属金，火克金，应多听徵调式乐曲，能降低悲观情绪的影响。

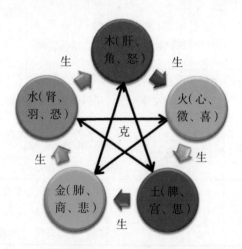

图1-4 五行相生相克与五脏、五音、五志的关系

（四）正确疏导情志

相关内容见第一章第七节。

二、外避邪气

（一）顺应四时，避免六淫邪气

中医把风、寒、暑、湿、燥、火称为"六气"，即自然界六种正常的气候变化，其太过或不及或急骤变化均会导致人体发生外感性疾病，中医学把致病的六气称为"六淫"。六淫致病从肌表、口鼻而入，多与季节气候、居住环境、饮食习惯有关。如春季多风病，夏季多暑病，长夏多湿病，秋季多燥病，冬季多寒病，居住环境潮湿容易外感湿邪，喝冷饮容易生寒邪。我们只有适应外界环境，远离有毒环境和致癌物质等，并养成健康的生活习性，才能有效防止肿瘤的发生。例如，在季节转换、气候变化剧烈的时候注意增减衣服，不要贪凉饮冷，戒烟限酒，不要酒后吹风，不要选择过于潮湿或炎热的地方游玩或居住等。

（二）针灸推拿

针灸推拿疗法是指在中医理论指导下，运用针灸或推拿手法刺激人体特定穴位、经络，以疏通经络气血，调节脏腑阴阳，扶正祛邪，达到防治疾病目的的疗法。《素问·血气形志》云："经络不通，病生于不仁，治之以按摩。"《金匮要略·脏腑经络先后病脉证》言："若人能养慎，不令邪风干忤经络，适中经络，未流传脏腑，即医治之，四肢才觉重滞，即导引、吐纳、针灸、膏摩，勿令九窍闭塞。"在病邪还未深入之时，即用中医的针刺、艾灸、推拿等非药物治疗方法及时驱邪外出，起到积极防治肿瘤的作用。

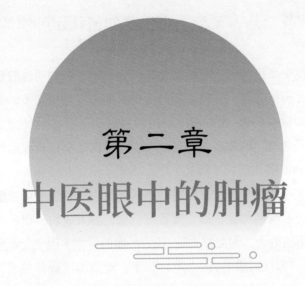

第二章

中医眼中的肿瘤

第一节　从古至今，中医是如何认识肿瘤的？

在中华民族五千年的文化长河中，中医药如明珠般璀璨生辉，历久弥新，并且在新的历史时期迸发出更加蓬勃的生命力。早在距今3500多年前的殷周时期，殷墟甲骨文上就出现了"瘤"的病名，这是迄今为止中医最早记载肿瘤的文献。2000多年前的《周礼》中，出现了治疗肿瘤相关疾病的"疡医"。成书于春秋战国时期的《黄帝内经》已经对肿瘤有了较为系统的阐述，如"瘤者留居也，肿大成块，留居在一处而不消散者，为之瘤也"，认为肿瘤的发生多因"气血壅滞不通""邪气留滞不去""营卫不通""寒气客于肠外与卫气相搏""邪气居其间"等而成。并提出"虚邪之中人也……留而不去，则传舍于络脉"，这是中医学对恶性肿瘤具有转移性的最早认识。东汉《中藏经·痈疽疮肿第四十一》中指出："夫痈疽疮肿之作也，皆五脏六腑蓄毒之不流则生矣，非独因营卫壅塞而发者"，认为肿瘤的发病不仅仅可因营卫之气壅塞引起，毒邪留滞于五脏六腑，日久不去也是重要因素。

《伤寒杂病论》对肿瘤的本病和兼证的辨证论治进行了归纳。《金匮要略·五脏风寒积聚病脉证并治第十一》云："积者，脏病也，终不移；聚者，腑病也，发作有时，展转痛移，为可治。"方中诸多经典方剂如鳖甲煎丸、大黄䗪虫丸、抵当丸、抵当汤、旋覆代赭汤等仍较常用。晋代医家皇甫谧的《针灸甲乙经》中记载了大量针灸治疗噎膈、反胃等肿瘤疾病的方法。素有"药王"之称的唐代医家孙思邈在《千金要方》中将瘤分为瘿瘤、骨瘤、血瘤、肉瘤、脂瘤、石瘤及脓瘤，首载抗肿瘤专方五十余首。

宋代《卫济宝书》中首次出现"癌"的记载，并把"癌"列为痈疽"五发"之一，书中"五善七恶"的观察方法，对肿瘤的诊治和预后判断有一定的指导意义。《仁斋直指附遗方论》记载："癌者，上高下深，岩穴之状，颗颗累垂，毒根深藏"，指出肿瘤是"毒根深藏"的结果，为后世运用清热解毒之法论治肿瘤提供了理论基础，并指出肿瘤具有"穿孔透里"的侵袭性和转移性。

金元时期医家辈出。李东垣认为"内伤脾胃，百病由生"，提出"养正积自消"的观点。认为肿瘤的治疗以"扶正固本"为主，正气得复，邪气自消。朱丹溪提出肿瘤应从痰论治，"凡人身上中下有块者多是痰"，"痰之为物，随气升降，无处不到"。朱丹溪认为积聚痞块为痰与食积死血而成，创制出以清热化痰、软坚化痰、活血化痰为法的攻痰方剂如二陈汤。朱氏认为乳腺癌多因情志内伤导致，"遂成隐核，如大棋子，不痛不痒，数十年后方为疮陷，名曰奶岩"，并创制了乳腺癌专方青皮甘草汤。

明清时期中医对肿瘤有了更加全面的认识。张景岳在《景岳全书》中将治疗癥瘕积聚的药物归纳为攻、补、消、散四大类，"凡积聚之治，不过四法，曰攻，曰消，曰散，曰补。治积之要，在知攻补之宜，当于孰缓孰急中辨之"，为后世攻补兼施治疗肿瘤提供了理论基础。赵献可在《医贯》中描述道："惟男子年高者有之，少无噎膈"，指出肿瘤的高发人群为老年人，青壮年相对少见。陈实功在《外科正宗》中首次提及"粉瘤""发瘤""失荣"，提出"内之证或不及于外，外之证则必根于内"，强调肿瘤应该内外同治。清代医家高秉均在《疡科心得集》中描述了"肾岩翻花（阴茎癌）"的发病过程，并把"舌疳""失荣""乳岩""肾岩"并称为四大绝症，可见当时医家已经认识到肿瘤的不良预后。

近代是中西方文化交流碰撞的时期，这一时期涌现出了诸多中西医大家。王清任在解剖学的指导下创制了系列"逐瘀汤"，为后世运用化瘀活血法治疗恶性肿瘤提供了有力论据。王洪绪《外科证治全生集》中记载的犀黄丸、阳和汤、千金托里散等至今仍广泛应用。张锡纯在《医学衷中参西录》中提到用参赭培元汤治疗噎膈证，并阐明了食管癌与胃底贲门癌的病因病机。

第二节　肿瘤的常见中医病因病机

恶性肿瘤是由于人体各部分之间、各因素之间或人与外界环境之间的协调平衡遭到破坏而引起脏腑、经络、气血、津液等功能和结构发生难以恢复的质的改变。

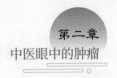

一、肿瘤的常见中医病因

恶性肿瘤是内外因综合作用的结果。外因有外邪因素和饮食劳伤等，内因包括精神因素和脏腑因素。

（一）外邪因素

外邪指四时不正之气，即风、寒、暑、湿、燥、火等六淫之邪。中医很早就认识到癌瘤的发生与外邪侵袭有关，认为人体被外邪所侵，即能积久成病。《素问·至真要大论》曰："夫百病之始生也，皆生于风、寒、暑、湿、燥、火，以气化之变也。"《灵枢·九针论》篇曰："四时八风之客于经脉之中，为瘤病者。"又如《灵枢·百病始生篇》曰："虚邪之中人也，始于皮肤……入则抵深……留而不去，传舍于肠胃之外，募原之间，留著于脉，稽留不去，息而成积。"指外感六淫之邪入侵，由表入里，停留于经络之中，使气血凝滞，痰凝毒聚，经络及脏腑功能失调，以致疾病产生。

中医所说的肿瘤病因中的外邪因素，实际上包括了现代社会生活中的一些物理、化学、生物等方面的影响。其中物理因素主要指职业性或医源性接触的电离辐射、紫外线辐射、热辐射、创伤、石棉类似纤维性物质等；化学因素包括致癌物质如氮芥、苯并芘、萘胺、亚硝胺类、煤焦油等和一些对人类疑有致癌作用的化学物质如无机砷、铬、镍、煤燃烧物、四氯化碳、二甲基肼、二氯甲醚、铍、氯乙烯、石油等，还包括大气污染，如煤烟、汽车排出的废气、沥青等；生物因素包括 EB 病毒、肝炎病毒、人乳头瘤病毒（HPV）、人嗜 T 淋巴细胞病毒 1 型（HTL-1）、人类疱疹病毒 8 型（HHV-8）等病毒，以及霉菌（如黄曲霉素）、幽门螺旋杆菌、寄生虫（如血吸虫）等。

（二）饮食劳伤

饮食不节、霉腐不净、嗜食重味、肥腻、酗酒无度均可使脾胃受损。脾失运化，不能化生、输布水谷精微，从而酿生湿浊、聚生痰浊，困阻中焦；或湿浊日久郁而化热、食滞酿生湿热。湿浊、痰浊、湿热困遏肝脾，阻碍气机，气滞血瘀。各种因素胶结难解，癌毒内生，变生癥积，本病乃生。

1. 饮食不节

饮食过量，或者暴饮暴食，或过食肥甘厚味，或嗜酒过度，都会造成胃难腐熟，脾失转输运化，不仅可以出现消化不良，而且还会造成气血流通受阻，产生诸病。《素问·生气通天论篇》说："因而饱食，筋脉横解，肠澼为痔。"过食肥甘厚味之品，易于郁阻气血，产生痈疽疮毒等症。《素问·生气通天论篇》中还说："膏粱之变，足生大疔。"摄食过少（包括进食没有规律），生化之源不足，气血虚弱，脏腑失养，致使外邪入侵，可导致包括肿瘤在内的各种疾病的发生。

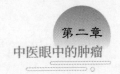

2. 饮食不洁

《金匮要略·禽兽鱼虫禁忌并治第二十四》指出："秽饭、馁肉、臭鱼，食之皆伤人……六畜自死，皆疫死，则有毒，不可食之。"由于客观条件，或不注意饮食卫生，食用腐败霉变的食品，或常吃腌制熏烤之物，毒邪屡屡损伤肠胃，则气机不利，邪滞不化，久伏体内，而致恶变。

3. 饮食偏嗜

人们饮食的五味必须适宜，平时不能偏嗜。如果长期嗜好某种食物，就可能破坏五脏之间的协调平衡而出现一些病变。《素问·生气通天论篇》指出："味过于酸，肝气以津，脾气乃绝。味过于咸，大骨气劳，短肌，心气抑。味过于甘，心气喘满，色黑，肾气不衡。味过于苦，脾气不濡，胃气乃厚。味过于辛，筋脉沮弛，精神乃央。"《景岳全书·饮食》篇谓："素喜冷食者，内必多热；素食热食者，内必多寒。故内寒者不喜寒，内热者不喜热。然热者嗜寒，多生中寒；寒者嗜热，多生内热。"喻嘉言在《医门法律》中指出："过饮滚酒，多成膈症。"清代何梦瑶在《医碥》中说："酒客多噎膈，好热者尤多，以热伤津液，咽管干涩，食不得入也"；"好热饮者，多患膈症"。以上这些古代医籍的论述都说明了长期过度饮酒，嗜食生冷、炙煿膏粱之品易损伤脾胃，蓄毒体内，郁热伤津，导致气机不利，脉络不通，毒邪与痰瘀互结，引发肿瘤。

4. 过劳、过逸而致病

如《素问·宣明五气篇》曰："久视伤血，久卧伤气，久坐伤肉，久立伤骨，久行伤筋，谓五劳所伤。"《素问·调经论篇》亦曰："阴虚生内热奈何？岐伯曰：有所劳倦，形气衰少，谷气不盛，上焦不行，下脘不通，胃气热，热气熏胸中，故内热。"过劳、过逸均可以对人体产生不利的影响，造成正气虚弱，脏腑经络气血功能障碍，亦是肿瘤形成的一个因素。

研究证实，摄入高含量黄曲霉素和亚硝胺类等食物，或饮用沟塘水，或长期吸烟和饮酒，或吃过度滚烫和熏烤、煎炸食物，或过食肥甘厚味等人群，其恶性肿瘤发生率显著高于普通人群，说明饮食中的确含有致癌物质，不洁饮食与不当的饮食习惯可诱发肿瘤的发生。

（三）情志内伤

情志即人的精神活动，中医概括为喜、怒、忧、思、悲、恐、惊，称为"七情"。一般情况下，属于正常生理活动范畴。但如果长期的精神刺激或突然受到剧烈的精神创伤，超出了生理活动所能调节的正常范围，造成人体内气血阴阳、脏腑经络功能失调，就会导致疾病的发生。

《素问·举痛论》曰："百病生于气也，怒则气上，喜则气缓，悲则气消，恐则气下……惊则气乱……思则气结矣。"《素问·阴阳应象大论》载"怒伤肝……思伤脾……"。

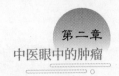

说明情志不遂，七情太过或不及均可引起体内气血运行失常及脏腑功能失调，易于致病。《灵枢·百病始生篇》言"内伤于忧怒则气上逆，气上逆则六输不通，凝血蕴裹而不散，津液涩渗，著而不去，则积皆成矣"。《丹溪心法》云："气血冲和，万病不生，一生怫郁，诸病生焉，故人身诸病多生于郁。"《儒门事亲》曰："积之成之，或因暴怒喜悲思恐之气。"情志抑郁，肝气不疏，脉络受阻，血行不畅，气滞血瘀，脏腑失和，日积月累而成积聚等病。

研究证实，社会心理因素在肿瘤的发病中不可忽视。如对恶性肿瘤患者进行心理评估，常表现为 C 型人格，常伴有抑郁、焦虑等负性情绪，并且这些负性情绪与肿瘤的发生发展有关。

（四）素体禀赋不足

体质学说认为，机体体质状况的好坏决定了疾病的发生、发展与变化。素体禀赋不足、年老体弱，或他病迁延、劳倦过度等原因均可导致气血不足，五脏虚弱，阴阳失调。如隋代巢元方《诸病源候论》曰："积聚由阴阳不和，脏腑虚弱，受于风邪，搏于脏腑之气所为也。"又如金·张元素《治法机要》指出："壮人无积，虚人则有之，脾胃虚弱，气血两衰，四时有感，皆能成积。"明·张景岳《景岳全书》说："凡脾胃不足及虚弱失调之人，多有积聚之病。"受之于父母的先天易感体质、机体不健或脏腑虚弱，特别是后天不足、脾失健运、气血两虚是肿瘤发病的基础；加上情志不遂、饮食内伤、外邪侵袭等病因，致使内外合邪，酿生癌毒，留滞体内，积块内生，是肿瘤发病的条件。

二、肿瘤的常见中医病机

恶性肿瘤属于一类全身性疾病，其临床表现和病因病机尤其复杂。历代均有详细记载，如《素问·评热病论》云："邪之所凑，其气必虚"，指出先天禀赋不足是各种肿瘤发生发展的重要因素。《内经》云："喜怒不适……寒温不时，邪气胜之……积聚已留"，"隔塞闭绝，上下不通，则暴忧之病也"。《灵枢·九针论》篇说："四时八风之客于经络之中，为瘤病者也。"说明了"七情"失调，"六淫"作乱，人体气血经络瘀滞，均可导致肿瘤的发生和发展。《灵枢·水胀》篇载："肠覃何如？岐伯曰：寒气客于肠外，与卫气相搏，气不得营，因有所系，癖而内著，恶气乃起，息肉乃生"，同篇又载："石瘕生于胞中，寒气客于子门，子门闭塞，气不得通，恶血当泻不泻。衃以留止，日以增大"。认为"积聚"与风寒之邪有关。如《灵枢·百病始生》谓："积之始生，得寒乃生，厥乃成积也"。又如《灵枢·痈疽》篇认为"疽"的形成是"热气淳盛，下陷肌肤，筋髓枯，内连五脏，血气竭，当其痈下，筋骨良肉皆无余，故名曰疽"。上述"虚邪""寒气""热气"等皆是指外来的致病因素。《卫生宝鉴》

所言："凡人脾胃虚弱，或饮食过度或生冷过度，不能克化，致成积聚结块。"

根据历代医家对肿瘤病因的认识，一般将肿瘤的病因概括为"内因"和"外因"。内因包括精神因素和脏腑因素，外因有外邪因素和饮食劳伤等。恶性肿瘤的发生乃多因所致、日久而成，即先天禀赋不足和脏腑虚弱（机体抗癌力低下）、外邪侵袭、饮食劳伤、情志失调等内外因素综合作用的结果。恶性肿瘤的常见病机如下。

（一）气滞血瘀

中医学认为，气与血是构成人体和维持人体生命活动的最基本物质。《类经·摄生类》曰："人之有生，全赖此气。"《难经·二十二难》曰："气主煦之，血主濡之。"中医有"气为血帅，血为气母"之说，说明气血之间有相互依赖、相互为用的密切关系。在正常情况下，气在全身上下流畅无阻，升降出入，无处不到，借以执行其推动、温煦、营养、气化、防御、固摄的功能，维持人体的生理活动和机体的健康。血在气的推动下，亦循环全身，内至五脏六腑，外达皮肉筋骨、四肢百骸，对全身组织器官起营养和濡润的作用。由于气血之间生理上存在着联系，病理上亦相互影响，气病可以及血，血病亦可以及气。若某些原因导致气机不畅，血运失调，或气血不足，便会出现气滞血瘀、气血两虚等多种病理变化而产生疾病。《诸病源候论》论述噎膈："忧恚则气结，气结则不宣流，使噎。"《订补明医指掌》曰："（噎膈）多起忧郁，忧郁则气结于胸，臆而生痰……病已成矣。"《古今医统》亦曰："凡食下有碍，觉屈曲而下，微作痛，此必有死血。" 说明噎膈的形成与气滞血瘀有关。历代医家在论述乳岩时均认为其发病与肝脾有关，乃郁怒伤肝，肝气不舒，思虑伤脾，脾失健运，痰湿内生，痰气互结，气滞血瘀而成。如《医宗金鉴·外科心法要诀》曰："乳房结核坚硬……由肝脾二经，气郁结滞而成……轻成乳劳，重成乳岩。"另外，《奇效良方》论"积"之成因时曾曰："气上逆则六腑不通，温气不行，凝血蕴里而不散，津液凝涩，渗著不去而成积矣。"《医林改错》亦曰："肚腹结块者，必有形之血。"这些均说明，气滞血瘀是肿瘤发生的基本病机之一，脏腑经络、四肢百骸之中，气滞不畅，血瘀不行，凝滞不散，日久均可成瘤。应注意的是，临床上不同的肿瘤、不同的病期，有偏于气滞和偏于血瘀之不同。一般而言，初期结块多以气郁为主，随病情发展，血瘀征象则日渐明显。

（二）痰凝湿聚

湿为阴邪，重浊而黏腻，留滞于机体，易阻遏气机运行而出现气滞、气郁、经络痹阻等证。湿蕴于内，可化热、酿毒而成湿热、湿毒，湿毒浸淫，生疮，流汁流水，经久不愈称为"湿毒流注"。《千金方》曰："妇人女子，乳头生小浅热疮，痒搔之，黄汁出，浸淫为长，百治不瘥……"这里的记

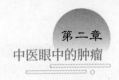

载与乳头周围湿疹样癌相似。痰既是病理产物，又是致病因素。它主要是由于肺、脾、肾功能失调，水湿代谢紊乱，停聚而成。痰既成之，随气流行，外而经络筋骨，内而五脏六腑，全身上下内外无处不至，从而可导致多种病变。故古人云："百病皆生于痰""怪病皆由痰作祟"。《丹溪心法》中提出了肿瘤与痰的关系，曰："凡人身上、中、下，有块物者，多是痰。"《外科正宗·瘰疬论》曰："夫瘰疬者，有风毒、热毒之异，又有瘰疬、筋疬、痰疬之殊……痰疬者，饮食冷热不调，饥饱喜怒不常，多致脾气不能传运，遂成痰结。" 说明了饮食情志损伤脾胃，脾虚生痰，结为痰核，而成肿块。《外科正宗·失荣症》对失荣的病因病理做了较系统的论述，"失荣者，先得后失，始富终贫，亦有虽居富贵，或因六欲不遂，损伤中气，郁火相凝，隧痰失道，停结而成"，说明失荣乃痰毒深瘤所为也。总之，痰湿为病，甚为复杂，病机变化多端。临床上把体表或皮下不痒不痛、经久不消之肿块，多按痰核论治。

（三）毒邪内蕴

《素问·至真要大论篇》言："诸痛痒疮，皆属于心。"心即指心经实火。古云痈疽原是"火毒生"，可见火毒致病的范围很广，疮疡肿痛均与火毒有关。热邪具有耗气伤津、生风动血、易致肿疡等特点。热毒内蕴可形成肿瘤，因血遇热则凝，津液遇火则灼液为痰，气血痰浊阻塞经络脏腑，遂结成肿瘤。对此，古人早有深刻的认识。《杂病源流犀烛·口齿唇舌病源流》论述"疮菌"时指出："舌生芒刺，皆由热结之故。或因心劳火盛，而生疮菌。"《医宗金鉴·外科心法要诀》论舌疳："此证皆由心、脾毒火所致，其证最恶……舌本属心，舌边属脾，因心绪烦扰而生火，思虑伤脾则气郁，郁甚而成斯疾。"将舌疳的病理归为心脾毒火所为。《疡科心得集·辨肾岩翻花绝症论》认为肾岩由"其人肝肾素亏，或又郁虑忧思，相火内灼，水不涵木，肝经血燥……阴精消涸，火邪郁结"，精辟论述了内生火邪、毒热结肿的病机。中医文献认为许多肿瘤是由于情志抑郁，郁而生火，郁火夹血瘀凝结而成，若毒邪鸱张，多属于病进之象。如系病久体虚，瘀毒内陷，病情由阳转阴，或为阴毒之邪，则形成阴疮毒疽，翻花溃烂，经久不愈，皮肉腐黑，流汁清稀。

（四）脏腑失调，正气虚弱

中医学认为，肿瘤发病与脏腑功能失调、正气虚弱有关，脏腑功能失调则气机紊乱，或先天脏腑禀赋不足，皆可成为肿瘤发生的内在因素。《诸病源候论·积聚候》曰："积聚者，由阴阳不和，脏腑虚弱，受之风邪，搏于脏腑之气所为也。"将积聚的产生归之于脏腑虚弱、阴阳不和、感受外邪、内外合邪所致。陈藏器亦言："夫众病积聚，皆起于虚也，虚生百病，积者五脏之所积，聚者六腑之所聚。"简明扼要地说明了"积聚"之病与正虚、脏腑功能失调之间的内在关系，其中尤以肝、脾、肾三脏最为重要。正如张景岳所言："脾肾不足及虚弱之人，多有积聚之病。"李东垣《脾胃论》亦曰："脾病，则当脐有动气，按之牢若痛，动气筑筑然，坚牢如积而硬，若似痛，甚则亦大痛，有是者乃脾胃虚。"《辨证录》曰："人有脾气虚寒，又食寒物，结于小腹之间，久不能消，遂成硬块……谁知是命门火衰不能化物乎？夫脾乃湿土，必藉命门之火熏蒸。倘命门火衰，则釜底无薪，何以蒸腐水谷哉。"因此，治疗上提出"补命门之火，扶助脾土，则旺土自能消化，不必攻逐而癥瘕自开，更觉渐移默夺之为胜哉"，均说明脾肾不足可引起肿瘤。

总之，肿瘤的中医病机可概括为："多因致病，因虚致癌，癌毒致病，因癌致虚，虚实夹杂"。即肿瘤的发生、发展及变化与致病邪气的性质、人体抗癌力的强弱等有密切的关系，"毒、瘀、痰、虚"相互胶结是恶性肿瘤的常见病机，贯穿于肿瘤发生和发展的各个阶段。

第三节 肿瘤的常用中医治则治法

一、肿瘤的常用治则有哪些？

肿瘤发病，以虚为本，因癌致虚，虚实夹杂。强调针对全身之虚（脏腑功能失调、抗癌力低下），当"虚则补之""损则益之"，主张扶正固本；针对局部之实（痰瘀毒结而成瘤），当"留者攻之""坚者消之""客者除之""结者散之""逸者行之"，主张攻毒抗癌；扶正与攻毒应根据具体病情，或补中有泄，或攻中寓补，或攻补兼施，因人因时因地而异，只有将扶正与攻毒有机地结合，才能做到有的放矢。

肿瘤的常用中医治疗原则有治未病、扶正祛邪、标本缓急、因人因时因地制宜、发挥中医整体观念和辨证论治的优势、中西医结合综合治疗、带瘤生存、内外兼治等。

（一）"治未病"原则

《素问·四气调神大论篇》："是故圣人不治已病治未病"。在抗癌实践中要做到"未病先防"，一方面"未病先防"须注意以下调摄："虚邪贼风，避之有时""恬淡虚无，真气从之，精神内守，病安从来""养正邪自除"；另一方面"既病防变"要了解：①癌毒蛰伏当搜剔逐邪、攻毒祛邪；②改变肿瘤生存的"微环境"，运用扶正培本、清热解毒、活血化瘀、化痰软坚、利湿化浊、疏肝理气等法；③先安未受邪之地，《素问·玉机真脏论》指出："五脏受气于其所生，传之于其所胜；气舍于其所生，死于其所不胜"。故防治肿瘤转移时必须联系脏腑之间的生克乘侮关系，同时根据脏腑各自的生理特点，先安未病脏腑，以阻断疾病的传变途径，防止疾病的发展。

（二）扶正祛邪

正邪相争的胜负决定疾病的进程与转化。因此，正确运用扶正与祛邪的原则是肿瘤治疗取得效果的关键。扶正与祛邪的共同目的都是祛除机体内的病邪，消除肿瘤，恢复健康。在运用这一原则时，要根据患者全身状况、脏腑功能、肿瘤大小、病程、病期、病势，判断正、邪双方的对比情况，把握辨证论治，决定祛邪和扶正的先后主次，还要注意祛邪防伤正，扶正勿留邪。中医在抗癌临床实践中尚需把握以下原则：

1. 把握扶正与攻毒的时机

在临证实践中，需要正确处理扶正和攻毒的关系。明·张景岳指出："治积之要，在知攻补之宜，而攻补之宜，当于孰缓孰急中辨之。凡积聚未久而元气未损者，治不宜缓……此其所急在积，速攻可也。若积聚渐久，元气日虚，此而攻之……则不死于积而死于攻矣。故凡治虚邪者，当从缓治，只宜专培脾胃以固其本，或灸或膏，以疏其经，但使主气日强，经气日通，则积痞自消。斯缓急之机，即万全之策也，不独治积，诸病亦然。"

在肿瘤早期，可重在祛毒攻邪，兼以扶正；在放化疗和手术治疗过程中或肿瘤晚期，人体脏腑功能、阴阳气血受损严重时，则重在扶正，兼以祛毒攻邪；在肿瘤中晚期正虚毒盛相持阶段，则扶正攻毒并重。因此，临证时要根据肿瘤患者的不同阶段和不同情况，将扶正和攻毒有机结合应用，使攻毒而不伤正，扶正而不助邪，达到减毒增效、改善症状和机体免疫功能、提高生活质量、"带瘤生存"的目的。正如明·李中梓在《医宗必读》明确提出了积聚分初、中、末三个阶段，治疗原则："初者，病邪初起，正气尚强，邪气尚浅，则任受攻；中者，受病渐久，邪气较深，正气较弱，任受且攻且补；末者，病魔经久，邪气侵凌，正气消残，则任受补。……屡攻屡补，以平为期。"

2. 临证时倡"王道"而慎"霸道"

临证时倡"王道"而慎"霸道"。因"霸道"之法多长于攻逐，其力峻猛，"王道"之法多擅长扶正，其效缓和。大多肿瘤患者都存在不同程度的正虚，且需长期调治，故当慎用攻伐，宜平衡阴阳，缓缓图之。正如蒲辅周所言："治外感方如大将，消灭入侵之敌；治内伤方如丞相，治理国家。久病正衰，当以'王道'方为主，多服自有益，不可操之过急，欲速则不达"。吴鞠通亦提出："治内伤如相，坐镇从容，神机默运，无功可言，无德可见，而人登寿域"。

肿瘤的发生发展往往是机体阴阳、营卫气血、正邪相因、标本相循、生克失度、升降出入、动静失常的等一系列平衡关系的失调。临证时宜调和各类矛盾，即平衡阴阳、标本兼顾、攻补适宜等治则的把握。

（三）标本缓急

恶性肿瘤患者常出现病证错综复杂的情况，应辨明标本主次的缓急，急则治其标，缓则治其本，若标本并重，则应标本兼顾。从人体的抗癌能力与致癌因素来说，抗癌能力为本，致癌因素为标；从机体与肿瘤来说，机体为本，肿瘤为标；当肿瘤发生转移时，则原发肿瘤为本，转移瘤为标。标本不仅具有相对性，而且在一定条件下可以转化。因此，标本缓急原则要动态辨证地应用。

1. 急则治其标

危急重症，痛苦难当，甚至危及生命，其虽为标，应当先治，如肺癌大咯血，不能及时止血可能引起患者窒息死亡，故应先止血和保持呼吸道通畅，抗癌暂缓。

2. 缓则治其本

当病情没有急骤情况，则应根据患者全身状况、肿瘤情况、病势转归、病因病机而治。

3. 标本兼治

当病情复杂，单治标或单治本都不适于病情时，应标本兼治，以期收到最好效果。如癌性胸腔积液，由于胸水压迫，出现呼吸困难时，应逐水利水或引流胸水与抗癌扶正并用，则取效更好。

（四）因人因地因时制宜

因人因地因时制宜也是整体观念和辨证论治精神的重要体现。由于肿瘤的发生、发展、转归不仅与个人体质和精神状况有关，也与时令、气候、地理环境有关。

1. 因人制宜

因人制宜是指根据患者年龄、性别、体质、生活习惯、情志等不同特点，来考虑对其治疗的原则。

（1）因年龄制宜：人在生、长、壮、老的不同阶段，其气血精神形质各有特点，其病理表现和治疗反应也各有不同，治疗用药应有区别。老年人脏腑渐衰，生机减退，攻邪用药应比青壮年者力缓量轻，而小儿虽生机旺盛，但脏腑娇嫩，易虚易实，故用药慎毒，用量宜轻。

（2）因性别制宜：男女性别有异，男子以精气为主，女子以血为主，更有经、带、胎、产的生理特点。故其肿瘤不仅有特定或多发的脏腑组织的区别，更有不同的病因病机，治疗时应结合不同性别的生理病理特点实施。

（3）因体质制宜：体质有强弱和阴阳寒热之偏，而人的体质是影响肿瘤发生、发展、转归的重要因素，有时则是决定性的因素。同一类型的肿瘤在临床上可表现出不同的证候，辨证用药时应考虑患者的体质差异。

（4）因生活习惯制宜：饮食习惯、某些嗜好都能明显影响人的体质和肿瘤的发生、发展及转归。如长期嗜食酸菜易发食管癌，长期过量摄入动物脂肪，与结肠癌、乳腺癌、前列腺癌发生有关，长期食用黄曲霉素含量高的食物易发肝癌，长期嗜烟者易患肺癌等。治疗时应结合不同情况选择改变患者某些不良习惯和偏嗜，提高疗效。

（5）因情志制宜：不同的精神状况和情绪在肿瘤发生、发展、转归中起着重要作用。精神压力大，情绪抑郁者易患乳腺癌，而疏肝解郁治法对其具有重要意义。绝大多数患者得知自己患了恶性肿瘤，常产生巨大的心理压力，情绪失控，从而加重病情，甚至走向极端。而能够积极面对，乐观向上，主动调节情志的患者，则常会获得更好的疗效，甚至出现奇迹。

2. 因地制宜

不同地区由于地理环境及人们生活习惯的不同，会对人的生理活动和病理变化产生影响。如我国西北高原地区，气候寒冷，干燥少雨，而东南地区地势低洼，温湿多雨。人的体质不仅有相对强弱之异，肿瘤发病及其证候表现亦有所不同，在治疗上也存在一定差异。肿瘤"因地"不同而高发的现象尤为突出，如食管癌多发于华北、西北，尤其是太行山南段，肝癌则多发于东南沿海地区。治疗时，应全面考虑这些因素，施以不同的治疗，从而取得更好的疗效。

3. 因时制宜

人与自然界存在着密切联系，即如《灵枢·岁露》所谓："人与天地相参也"。时令变化对人体生理、病理、诊断、治疗、预防有一定影响，将这些影响考虑到临床防治和康复之中，制定出适宜的防治措施，对肿瘤的防治具有积极意义。

因时制宜的运用有两大方面：一是与年月日节律相结合，二是遣药用针时注意四时气血之浮沉。《素问·六元正纪大论》说："先立其年，以明其气。"认为治疗疾病先应确立纪年的干支，掌握该年的大运司天、在泉、主气、客气等变化情况，用作立法用药的参考，即所谓的"必先岁气"。而一年之中，更要注意人体春夏阳气多阴气少、秋冬阴气盛阳气衰的特点，以及"五脏各以其时受病"（《素问·咳论》）的规律，五脏补泻也应顺应四时五行规律，所谓"合人形以法四时五行而活"（《素问·脏气法时论》）。根据时气的寒热，用药尽量"用寒远寒""用热远热"。此外，人体气血盛衰与月亮的盈亏有关，故提出"月生无泻，月满无补，月郭空无治，是谓得时而调之"（《素问·八正神明论》），这在女性肿瘤防治时更有意义。人体阴阳盛衰消长有明显的昼夜节律，若能掌握选时择日规律用药或用针，能明显提高疗效，降低副作用。

（五）发挥中医整体观念、辨证论治的优势

中医学提倡"天人合一"和"心身统一"，即人与自然、社会及机体内部各脏腑器官之间均是和谐、平衡的整体或系统。整体观是指导中医临床思维的重要哲学观之一，与当代"生理—心理—社会—环境"的医学发展模式和"整合医学"理念相吻合。

肿瘤是一种全身性疾病的局部表现，其发生、发展是内、外多因素综合作用的结果；临证需从患者整体状况来看局部病变，做到有机的统一，注意审察每一患者的个体差异，衡量治人、治瘤、治证的主次轻重，先后缓急，避免只看瘤体，不顾整体的片面性，这样才能发挥整体观念、辨证论治的优势，凸显中医治疗肿瘤的理念。

（六）中西医结合综合治疗原则

很多患者通过积极的防治，肿瘤会得到临床获益。临床最重要的是如何选择真正适合患者的正确、合理的治疗方式。当今抗癌治疗手段有很多，包括手术、微创介入、放疗、化疗、生物靶向治疗、免疫治疗和中医药治疗等。但多数情况下，单一的治疗方法不能根除肿瘤，战胜肿瘤需要综合多种治疗手段的优势，根据患者的具体情况，实施个体化的中西医协作的综合治疗。

当今肿瘤诊疗不要再有分科的差异，而是根据病种进行不同的分工，分别由病理诊断、影像诊断、手术、放化疗、免疫治疗、生物靶向治疗、中医药，还有心理辅导、护理、营养咨询、康复等组成的医护专家团队，围绕着某一具体患者，彼此深入讨论，充分发挥多学科协作优势，最终为该患者制定出合理的个体化综合治疗方案。

在长期中医药治疗肿瘤的实践中十分强调整合中医药综合治疗优势（杂合以治），即根据不同的肿瘤或肿瘤的不同阶段的临床特点，运用中医整体观和辨证论治观，有计划地、合理地运用中医药各种治疗手段，如辨证中药汤药、中成药内服、中药注射（包括动、静脉给药）、中药外治、非药物治疗（针灸、推拿、情志疏导、五行集体音乐疗法）等，注重攻补适宜、内外兼治、心身同治和药食同疗，改善患者脏腑功能、气血阴阳的失衡的状态，提高患者生存质量，最大限度地延长生存时间，从而提高临床获益率。

（七）提倡"带瘤生存"原则

一百多年来抗癌医务工作者抱着攻克肿瘤的梦想，不断创新现代各种治疗手段，如根治性手术、精确放疗、新药化疗、局部治疗（微创介入、射频、微波、冷冻、激光治疗等）、器官移植等，希望能彻底消灭肿瘤。虽然我们取得了人类与肿瘤斗争有史以来最大进展，但这种"斩尽杀绝"的方法没有彻底解决生存问题，肿瘤患者的 5 年生存率未能得到大幅度的提高，肿瘤还是被人们认为是不能治愈的绝症。

21 世纪以来，人们对肿瘤的认识观念发生了转变，认为肿瘤是一种特殊的慢性病，是嵌入生命的不可剥离的一部分，治愈已不再是目标。特别是随着当今精准医学指导下的分子靶向治疗的突飞猛进，肿瘤治疗的观念也发生了巨大变化。"带瘤生存"得到广泛认同，传统的"根除肿瘤"的观念转变为"带瘤生存"。即控制肿瘤发展，与癌共存，提高生活质量、延长生存为抗癌治疗的终极目标。反对追求一时的"无瘤"而过度治疗导致患者机体衰竭，重视肿瘤的宿主因素和肿瘤患者的整体治疗，高度认同"带瘤生存"是中医药抗癌治疗的正确理念。许多中晚期患者在接受规范、有序的综合治疗的同时，长期坚持中医药调理，伴随的诸多癌性症状得以缓解，瘤体稳定或缩小，病情长期稳定并趋于好转，长年"带瘤生存"，创造了不少生命的奇迹，大大提高了临床获益率。

（八）内外兼治

中医药抗肿瘤实践中注重内外兼治。中药外治法作用机制独特，避免了中药内服时对机体的损伤，对恶性肿瘤患者适用性强，在临证中宜辨证施用。中医外治萌芽于原始社会，奠基于先秦，发展于汉唐，丰富于宋金元，成熟于明清。如《灵枢·痈疽》记载："发于腋下赤坚者，名曰米疽，治之以砭，涂之以豕膏。"唐·孙思邈用赤龙汤和天麻洗之，敷二物飞乌膏及飞乌散治疗乳岩，指出"若始作者，可敷黄芩漏芦散及黄连胡粉散"。宋·东轩居士著《卫济宝书》以麝香膏外治"癌发"。明·陈实功在《外科正宗》指出治疗肿瘤要内外并重，以养气血、滋津液、和脏腑、理脾胃为主，并善用以毒攻毒法，首创外用药有阿魏化坚膏、太乙膏、阳和解凝膏、生肌玉红膏、三品一条枪等。张景岳提到："凡坚硬之积，必在肠胃之外，募原之间，原非药力所能猝至，宜用阿魏膏、琥珀膏，或用水红花膏、三圣膏之类，以攻其外；再用长桑君针法，以攻其内"。清·吴师机在《理瀹骈文》系统整理了外治方药，完善了外治理论，提出"外治之理，亦即内治之理；内病外取，须分三焦论治"。吴师机论膏药作用时说："一是拔一是截。凡病所结聚之处，拔之则病自出，无深入内陷之患；病所经由之处，截之则邪自断无妄行传变之虞。"

中药外治是以中医的整理观念和辨证论治思想为指导，利用熏、洗、贴、敷、滴、吹、塞鼻、含漱、喷雾、塞肛、阴道坐浴、灌肠等方法，将中草药制剂施于体表、黏膜或从体外进行治疗，通过局部皮肤、黏膜或经络系统的吸收透入，起到局部治疗和全身调节的效应，是中医内病外治的主要方法，具有简便实用、疗效可靠、安全稳妥的特点。

近年来伴随着肿瘤综合治疗手段的不断发展，中医外治发挥了越来越重要的作用。其应用范围大致包括：①皮肤、五官七窍等浅表部位的癌肿；②肿瘤引起的疼痛、出血、肿块及其他并发症状（恶性胸、腹水）；③原发性或转移性淋巴结肿；④防治因手术、放化疗后的毒副作用等。

二、肿瘤的常用治法有哪些？

在临床上常用的中医抗肿瘤治法主要有平衡阴阳、补益气血、调理脏腑等扶正培本法，亦有活血化瘀、清热解毒、化痰软坚、以毒攻毒、清热利湿、疏肝理气、宣肺平喘、利水消肿、通利二便等法，多法有机结合，攻补兼施。

（一）扶正培本法

扶正培本亦称扶正固本，即扶助正气、培植本源之意。临床上运用扶正培本法能达到强身健体、祛除病邪的目的，还可调节人体气血阴阳、津液和脏腑功能失衡以增强机体的抗癌能力。历代医家大多重视对扶正培本法的运用。《内经》记载"损者益之""虚则补之""劳者温之""形不足者，温之以气；精不足者，补之以味"，即是扶正培本法的原则。后世医家提出的"温之、和之、调之、养之，皆补也"，即此意也。扶正培本法在临床中应用很广泛，因而肿瘤患者受益较大，其研究取得的成果较为突出。现代研究表明，扶正培本法能预防肿瘤的发生，改善症状，提高机体免疫功能，保护骨髓并提高造血功能，对放化疗发挥减毒增效作用，控制肿瘤转移和复发，从而达到抗癌和抑癌的效果。

临床运用扶正培本法首先要固护脾胃，只有脾胃作为后天生化之源，运化功能正常，才能保证机体所需养分的供给。李东垣在《脾胃论》中指出从"内伤脾胃，百病由生"中提出"养正积自除"，并创立补中益气汤、通幽汤等，对患者具有滋补强壮、扶正固本的作用。扶正培本法包括健脾益气、滋阴补血、养阴生津、补益肝肾、温补脾肾等法。常用扶正培本类中药有西洋参、人参、党参、黄芪、云芝、灵芝、白术、茯苓、薏苡仁、当归、阿胶、大枣、枸杞子、女贞子、旱莲草、桑椹子、刺五加、制首乌、仙灵脾、巴戟天、菟丝子、北沙参、南沙参、麦冬、天冬、天花粉、龟板、鳖甲、紫河车、百合、补骨脂、鹿茸、仙鹤草、冬虫夏草、胡桃等。

健脾益气法是针对肿瘤气虚患者的基本治法。临床上常用方剂有四君子汤、补中益气汤、六君子汤等，药物有西洋参、人参、党参、黄芪、太子参、白术、茯苓、薏苡仁、甘草等。常加法半夏、竹茹、砂仁、陈皮等和胃降逆类中药，以及枸杞子、女贞子、菟丝子、巴戟天、仙灵脾、冬虫夏草、肉苁蓉等补肾填精类中药，以减轻化疗所致消化道反应和骨髓功能的损伤。

养阴生津法是针对肿瘤放疗后阴虚内热患者的基本治法。临床上常用方剂有沙参麦冬汤、生脉饮等。常用药如生地、北沙参、天冬、麦冬、百合、石斛、天花粉、玄参、玉竹等。

滋阴补血法是针对肿瘤血虚患者的基本治法。临床上常用方剂有四物汤、十全大补汤、八珍汤、当归补血汤等。常用药如熟地、当归、阿胶、首乌、枸杞子、女贞子、红枣、龙眼肉、紫河车等。

温补脾肾法是针对肿瘤脾肾阳虚患者的基本治法。临床上常用方剂有右归饮、肾气丸、附桂理中汤等。常用药如附子、肉桂、淫羊藿、巴戟天、仙茅、锁阳等。临床运用时注意"阴中求阳"，适当加补肾填精类中药。

（二）活血化瘀法

肿瘤的形成与瘀血密切相关。历代医家对此早有论述。如《灵枢·水胀》记载："石瘕生于胞中，寒气客于子门……气不得通，恶血当泻不泻，衃以留止，日以益大，状如怀子。"明·董宿原《奇效良方·积聚门》论述"气上逆，则六输不通，温气不行，凝血蕴里而不散，津液凝涩，渗著不去而成积矣。"清·王清任《医林改错》指出："肚腹能结块者是何物？……结块者，必有形之血也。血受寒则凝结成块，血受热则煎熬成块。"上述均说明肿瘤的形成与气滞血瘀有关。由于血行不畅，瘀血凝滞，"不通则痛"，肿瘤患者出现疼痛持续而顽固，因血行不畅或局部瘀血故可见颜面晦暗、指甲及皮肤粗糙无光泽、舌质瘀暗、舌面瘀点或瘀斑、舌下静脉瘀血等，类似血瘀征象当用活血化瘀法治疗。

临床上依据活血化瘀中药作用强弱可分为和血、行血、破血之类，前者药性较平和，后者较为峻猛。常用活血化瘀类中药如莪术、三棱、石见穿、桃仁、土鳖虫、丹参、水红花子、苏木、红花、乳香、没药、水蛭、穿山甲、急性子、王不留行、泽兰、丹皮、五灵脂、茜草等。另外，血瘀患者常有气滞、正虚、痰湿、寒热之不同，临证时需灵活运用行气活血、补气活血、温通血脉、清热逐瘀等法。

（三）清热解毒法

热毒为恶性肿瘤主要致病因素之一。恶性肿瘤病情险恶，癌块溃破则流血渗液腥臭，溃而难收，历代医家称为"恶疮""疽"。一般认为是内有邪毒留着，郁久化热所致。如《灵枢·痈疽》论述"热气淳盛，下陷肌肉，筋髓枯，内连五脏，血气竭，当其痈下，筋骨良肉皆无余，故名曰疽"。恶性肿瘤患者常有发热、局部灼热、疼痛、口渴、便秘、舌红、苔黄、脉数等症，皆属热毒蕴结之候，治之当以清热解毒为法。

清热解毒法是运用具有寒凉解毒作用的药物为主组方，

以治疗各种热毒病证的治法。金元四大家之一刘完素倡导寒凉用药治疗火热病，对后世运用清热解毒、清热泻火等法抗肿瘤治疗开辟了先河。常用的清热解毒药物包括重楼、半枝莲、白花蛇舌草、半边莲、龙葵、冬凌草、白英、石上柏、天葵子、蛇莓、紫草根、野菊花根、水杨梅根、鱼腥草、黄芩、黄连、黄柏、猪殃殃、蒲公英、败酱草、野菊花、连翘、金银花、板蓝根、紫花地丁、苦参、凤尾草、大黄、肿节风、鸦胆子、山豆根、土茯苓、羊蹄、仙人掌、农吉利、狗舌草、鬼针草、紫草、穿心莲、三尖杉、牛黄、虎杖、藤黄、青黛、长春花、三尖杉、喜树、汉防己等。临床上具体运用清热解毒法时，对于脾胃素虚、气血不足、阴液亏虚者当慎用，必要时与补气、养血、滋阴、健脾等法配合使用。

（四）软坚散结法

软坚散结法是抗肿瘤的常用治法，它可起到软化和消散肿块的作用。肿瘤形成后，聚结成块，有的坚硬如石，故称之为"岩"。在治疗上《内经》提出"坚者消之……结者散之"的治法，以后逐渐形成软坚散结之法。软坚散结类中药多为咸味药，咸能软坚。常用药有夏枯草、猫爪草、山慈菇、海藻、昆布、半夏、天南星、皂角刺、土贝母、黄药子、天花粉、瓜蒌、鳖甲、龟板、生牡蛎、浙贝、蛤蜊、穿山甲、僵蚕、八月扎、瓦楞子等。

软坚散结法在临床上常配伍运用。如因痰而结者，配以化痰药，以化痰散结；因气滞而结者，配以理气药，以理气散结；因瘀而结者，配化瘀药以化瘀散结；因热而结者，配伍清热药，以清热散结；因寒而结者，配用温阳药物，以温阳散结；因毒致结者，配用解毒药物，以解毒散结；因食滞而结者，配伍以消导散结。

（五）以毒攻毒法

以毒攻毒法是抗肿瘤的常用有效方法之一。肿瘤乃痼恶之疾，癌毒结于体内为肿瘤的根本。《仁斋直指附遗方论》指出："癌者……颗颗累垂，毒根深藏，穿孔透里。"故历代不少医家认为，毒陷邪深，非攻不克，常用有毒之品，借其性峻力猛以攻邪，即临床上常用的"以毒攻毒法"，具有抗癌、消肿、止痛等作用。现代研究表明以毒攻毒中药具有细胞毒作用，能抑制肿瘤细胞的生长，诱导细胞凋亡，调节机体免疫功能。

常用以毒攻毒中药有：动物类药如全蝎、蜈蚣、蟾蜍、斑蝥、蛇毒、守宫（壁虎）、土鳖虫、水蛭、鼠妇、地龙、蜂房、红娘子、河豚油、蜣螂等。金石矿物类有砒石、雄黄、硇砂、轻粉。本草类药有藤黄、干漆、藜芦、常山、钩吻、狼毒、生南星、生半夏、蓖麻、马钱子、巴豆、洋金花、生附子、急性子、乌头、八角莲、独角莲、雷公藤、芫花、长春花、大戟、商陆等。

其中动物类药乃血肉有形之品，以辛味和咸味居多，气温或平，且多有小毒。辛味能散能行，加之性温多能通，可消除壅滞，咸以入血软坚散结。动物类药性善走窜，剔邪搜络，攻坚破积。清代吴鞠通论述："以食血之虫，飞者走络中气分，走者走络中血分，可谓无微不入，无坚不破"。其药效多强，药力多猛，可谓以毒攻毒。

以毒攻毒药物的特点是有效剂量和中毒剂量较为接近，故临床应用以毒攻毒药物抗肿瘤时必须慎重地掌握其有效剂量，适可而止，继之使用无毒或小毒的药物以扶正祛邪。临证运用时要注意固护患者的正气，并以此为依据来决定以毒攻毒药的用量及使用时间长短。

（六）疏肝理气法

肿瘤的发生发展与气机运行失调密切相关。如《内经》提出噎膈是"暴忧之病"。《灵枢·百病始生篇》言："内伤于忧怒则气上逆，气上逆则六输不通，凝血蕴裹而不散，津液涩渗，著而不去，则积皆成矣。"《儒门事亲》载："积之成之，或因暴怒喜悲思恐之气。"《丹溪心法》云："气血冲和，万病不生，一有怫郁，诸病生焉，故人身诸病多生于郁。"乳癌是由于"忧思郁闷，朝夕积累，脾气消阻，肝气横逆"所致。明代陈实功指出"乳岩由于忧思郁结，所愿不遂，肝脾气逆，以致经络阻塞，结积成核"。长期的情志刺激或突然强烈的精神伤害，常常会诱发肿瘤。如肝癌、乳腺癌、卵巢癌的发生，多数与情志刺激有关。肿瘤发生后，许多患者出

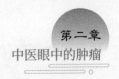

现情绪抑郁、焦虑、悲观、恐惧、睡眠不好、纳食减少、进行性消瘦而致机体抗癌能力下降，从而促进了肿瘤的发展。

肝气郁滞是肿瘤常见病因病机之一，如食管癌、胃癌出现胸腹痞满、嗳气、泛酸、呕吐等症；肠癌出现下腹部胀痛、里急后重等症；乳腺癌出现乳房胀痛等症。肿瘤患者肝气郁结证常表现为情志抑郁，悲观消沉，胸闷善太息，胸胁胀痛，纳食减少，烦躁失眠，月经不调等症。疏肝理气法能调畅气机，使气行则血行，气血调和而奏抗癌散结之功。

常用疏肝理气方药有：逍遥散、四逆散、川楝子散、一贯煎、柴胡、青皮、郁金、香附、八月扎、川楝子、凌霄花、玫瑰花、绿萼梅、木香、沉香、乌药、大腹皮、槟榔、莪术、枳壳、枳实、九香虫等。

临证时要灵活配伍应用。如肝郁阴虚者配合滋阴疏肝（一贯煎）；肝郁化热者配合清肝泻火（泻肝丸、青黛散）；气滞痰凝者配合半夏、天南星等化痰散结；气滞湿阻者配合白术、苍术、砂仁、藿香、白豆蔻、薏苡仁等化湿利浊药；兼饮食停滞配合莱菔子、焦三仙、鸡内金等消积导滞；气滞血瘀者配合桃仁、红花、莪术、三棱等活血化瘀。

第四节　肿瘤的常见中医治疗手段

肿瘤的常见中医治疗手段有药物、针灸推拿、食疗、心理及气功疗法等。临床上，中医治疗手段的选择和运用，必须依据病情，在中医治疗原则的指导下运用，同时要结合西医的治疗情况适当选择。

一、中医药物治疗

中药药物疗法是临床最常用的一种治疗方法。由于现代中药制剂的研发和推广，中药剂型已非常丰富，除汤剂和丸、散、膏、丹、酒、露等传统剂型外，片剂、颗粒、胶囊、口服液、栓剂、注射剂等多种现代制剂已在临床广泛应用。

中药的运用离不开中医理论的指导。通过准确辨病辨证，恰当地运用中医治则治法，根据中药四气五味、升降浮沉、脏腑归经、相互配伍等组方遣药，这是中医的特色和优势。在使用中成药，特别是现代中药制剂时，更要注意中医理论的指导，才能产生更好的疗效，避免不良反应的发生。

二、针灸推拿治疗

针灸疗法在抑瘤、提高机体免疫功能、改善临床症状及减轻放、化疗毒副作用等方面，都有一定疗效，成为防治肿瘤的有效方法之一。

1. 针刺法

针刺治疗肿瘤，具有疏通经络、宣散气血、协调脏腑、平衡阴阳等作用，从而达到抑制肿瘤，改善临床症状，解除病痛的目的。常用于癌痛、呕吐、呃逆及肿瘤综合防治。

2.灸法

灸法治疗肿瘤具有温阳益气，散寒温经，活血化瘀，平衡脏腑阴阳的作用。它不仅是物理的温热效应，艾绒等药物经穴位透射入皮肤经络，还能发挥药物的效应。灸法治疗肿瘤时，须把握其适应证为阳气虚衰或阴阳两虚，寒滞络脉，气血瘀阻之证。常用灸法有艾灶灸、艾条灸、灯火灸、蜡灸。艾灶灸法易生灸疮，故亦称瘢痕灸。近年创造的隔姜灸、隔盐灸、隔蒜灸、隔饼灸等方法可避免灸疮，亦有较好疗效。近年有专家探讨肿瘤局部热灸抗癌取得了一定疗效。

3.推拿疗法

推拿治疗肿瘤，具有调节阴阳、疏通经络、解郁、活血散瘀、强壮筋骨等作用。推拿疗法临床运用广泛，但骨肿瘤或骨转移瘤患者慎用，避免造成骨折。

三、饮食治疗

对肿瘤患者进行综合治疗过程中，食疗作为辅助治疗，可减轻手术、放化疗的不良反应，恢复患者的体质，提高生存质量，对患者的全面康复具有不可替代的作用。如《黄帝内经》论述食疗："药以祛之，食以随之""人以五谷为本""毒药攻邪，五谷为养，五果为助，五畜为益，五菜为充，五味合而服之，以补精益气""大毒治病，十去其六；常毒治病，十去其七；小毒治病，十去其八；无毒治病，十去其九；谷肉果菜，食养尽之，无使过之，伤其正也"，这些可谓最早的食疗原则。唐代《黄帝内经太素》论述"空腹食之为食物，患者食之为药物"，反映了"药食同源"的思想。

对肿瘤患者进行分期食疗。如初期，正气未衰，邪气渐盛，饮食宜以清淡为主，给予新鲜蔬菜，如胡萝卜、番茄、苋菜、芹菜、菠菜、菜花、南瓜、丝瓜、苦瓜、黄瓜、海带、甘薯、薏苡仁等为食；中期，正气渐衰，邪气已盛，此时饮食当以清淡，偏于温补，如气虚者食用猕猴桃、芦笋、山药、白扁豆，阳虚者食用长刀豆子、荔枝、桂圆、生姜等；晚期，邪气大盛，正气极衰，正虚至极，汤药难入，强攻难效，饮食当以滋补为主，可食用西洋参、党参、黄芪、冬虫夏草、乌龟、大枣、龙眼肉、阿胶、香菇、猴头菇、银耳、牛奶。

针对肿瘤患者手术、放化疗后不良反应进行食疗，如术后食疗以补益气血为主，放疗后以清热生津为主，化疗后以和胃降逆为主。如出现消化系统不良反应：食欲减退，或伴恶心呕吐，或腹痛、腹泻，食疗以健脾和胃、消食导滞为法，宜予生姜、麦芽、山楂饮、山楂酸梅汤、山药、扁豆、鸡内金等。出现骨髓抑制，白细胞、红细胞、血小板等下降，食疗以补气养血、生血填精为法，予以人参、西洋参、黄芪、黄精、当归、山药、桂圆、枸杞子、大枣、甲鱼、驴皮胶等煲汤，如龙眼、枸杞、大枣煲鳝鱼，乌豆猪骨水鱼汤。化疗后为避免肾功能损伤，可嘱患者多饮水，保持尿路通畅的同时给予清热利湿、滋阴解毒的食疗，可饮用适量绿豆汤、赤豆汤、玉米汤、蜂乳、猪腰汤。脱发的食疗以补肾养血为主，如食用首乌、黑芝麻、枸杞子、当归、核桃。伴随肿瘤发热，给予高蛋白、高热量、富含维生素的食物，食疗以补益虚损、健脾生血为宜，可予香菇虫草炖土鸭汤。

对肿瘤患者要宜合理烹调膳食，如多用蒸、煮，少用烧、烤、炸，忌辛温、油腻、荤腥、陈腐、发霉；多用新鲜食品，少用冷藏及剩菜等；少食腌熏食品；少食用含有化学食品添加剂的食物；忌食公鸡、鲤鱼、母猪肉、狗肉、韭菜等发物。

服药时饮食禁忌：茯苓忌醋；地黄、何首乌忌葱、蒜、萝卜；鳖甲忌苋菜；薄荷忌鳖肉；在服药期间，凡属生冷、黏腻、腥臭等不易消化及有特殊刺激性的食物，均应禁忌。

四、心理治疗

现代医学认为恶性肿瘤是一种心身疾病，社会环境、心理应激、生活事件、个性特征、负性情绪、不良习惯等社会心理因素在肿瘤发病中的作用不容忽视。心理活动可通过各种心理—神经—免疫—内分泌—细胞因子机制影响恶性肿瘤的发生发展、预后转归，从而直接关系到肿瘤患者的生存质量。肿瘤患者从被确诊到整个治疗过程中，常出现否认、恐惧、焦虑、愤怒、悲伤、抑郁、孤独、绝望等心理反应，而这些不良的心理反应又常给治疗带来极为不利的影响。研究表明，肿瘤患者从被确诊到整个的治疗过程中，25% ~ 75%的患者都会出现不同程度的抑郁焦虑情绪，明显高于健康人群及同期其他类型的疾病。而这些不良的心理反应又常给治疗带来极为不利的影响。

针对肿瘤患者的心理调治亦当成为一个重视的问题，要做到心身同治。即根据患者的个性和精神、情绪的变化特点，医护及患者家属之间共同努力，宜采用各种方法对其进行精神、情绪的调摄。这对于提高患者战胜病魔的信心，最大限度地挖掘生命的潜能，激发机体自身的抗癌能力，改善患者的生活质量和中医证候，减轻治疗中的负面影响，提高患者治疗的依从性，促进疾病向好转、痊愈的方向发展，具有不可低估的作用与地位。

中医学历来强调"形神合一""形神互动"的整体观，历代名家亦提倡"善医者，必先医其心，而后医其身"，这是治疗心身疾病的基本原则。中医学积累了几千年的医疗实践，已形成了一套成熟的情志疗法，既有"静志安神法""怡悦开怀法""以疑释疑法""转移注意法""说理开导法""导引行气法""以情胜情法"等类似个别心理治疗法，亦有气功、音乐疗法等类似集体心理疗法。近年来对于中医情志疗法对肿瘤患者负性情绪的研究也受到越来越多人的关注，综观其原理主要基于中医治疗的基本原则"整体观""辨证论治"，

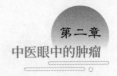

以及情志制胜法，以中医的七情学说和五行相生相克理论为
基础纠正患者的负性情绪状态。

五、气功疗法

气功是练功者通过调身、调心、调息相结合来发挥自身
内在潜能，达到增强体质、祛病延年的一种保健医疗方法。
气功疗法历史悠久，在保健强身、防病治病等方面积累了丰
富经验，研究证明，气功对于恶性肿瘤的治疗康复有一定
疗效。

（一）气功疗法抗肿瘤的作用和机制

气功疗法是以中医学的阴阳、气血、脏腑、经络人与
天地相参、形神合一等基本理论为基础，通过调身、调心、
调息，借外气助内气，以达到疏通经络、通畅气血、调节脏
腑功能、扶正祛邪的目的。中医学认为，肿瘤的形成是由于
正气不足，脏腑功能失调，导致气血瘀滞，痰凝毒聚，蕴结
日久而成。通过气功的锻炼，能激发内在潜能，使正气来
复，脏腑经络功能恢复，痰凝瘀毒化解。气功在肿瘤辅助治
疗方面的作用主要表现在以下几方面：①调养心神，使神、
魂、魄、意、志得以安宁，则脏腑功能恢复平衡；②改善内
环境，激活潜在抗癌能力，抑制肿瘤生长，抗复发和转移；
③改善或消除临床症状，提高生活质量。

（二）练功要领及注意事项

练功要领：气功流派有很多，各种不同功法都有其不同的特点和需求，但其基本内容不外乎三个方面：调身（姿势）、调息（呼吸）、调心（意念），即所谓气功的"三要素"。

练功者须结合自身实际选择功法，掌握要领，循序渐进，坚持练习。气功的要领主要有以下几个方面：

1. 松静自然

在练功过程中，自始至终都要贯彻"松静"原则。"松"是指全身肌肉和精神意念的放松。"静"指排除杂念，思想活动相对单一化，使大脑处于安静状态。"自然"则是要求在练功过程中自然舒适，不拿劲，也就是要顺乎自然，意念活动不可过分集中，做到似有似无，绵绵若存。

2. 意气合一

指以意领气或以气领意，以至意气合为一体。开始时用意诱导气的运行，而随着练功的深入，达到气到意到，使形、气、神俱练的程度。

3. 上虚下实

"上虚"指上元（脐以上）转虚；"下实"指下元充实，即"虚其胸，实其腹"，具体是指练功时重心放在脐下，使整个身体稳如泰山，舒适自然。

4. 火候适度

在练功中，用力和用意的强度要适当，首先姿势做到放松、自然、舒适得力，既不能紧张，也不能松懈无力；呼吸时要深长细缓，不要勉强用力或刻意控制。意念的强度也要适中，做到"不可用心守，不可无意求，用意着相，无意落空，似守非守，绵绵若存"。练功时间也要适当，太短难以奏效，过久则容易疲劳。以求达到功时不勉强，功后头脑清，全身无不适，精神更愉快的境界。

5. 练养相兼

指练功和合理休养结合起来。就是在练功过程中，密切配合休养。特别是肿瘤患者体力较差，在练功时稍显疲劳，即可放弃意守，单纯放松，静养待疲劳解除后，继续练习，这样相辅相成，收效更大。

6. 循序渐进

练功时，应先打好基础，由简到繁，循序渐进，逐步掌握，坚持练习。切莫急于求成，或不从自身病情出发，任意选功盲目硬练，结果事与愿违。

第五节　肿瘤的中医药治疗特色和优势

恶性肿瘤属于一类复杂性、难治性疾病，具有进展快、侵袭性强、易复发转移、预后差、发病率和死亡率均高等特点，是当前严重影响人类健康的主要疾病之一。中医药防治恶性肿瘤具有悠久的历史和独特的优势，已成为恶性肿瘤预防保健、治疗和康复的重要手段之一。

当今抗癌治疗手段有很多，包括手术、放疗、化疗、微创介入、生物靶向治疗、免疫治疗和中医药治疗等。但多数情况下，单一的治疗方法不能根除肿瘤，战胜肿瘤需要综合多种治疗手段的优势，即根据患者的具体情况，实施个体化的中西医结合治疗。中西医综合方案不是简单的叠加，而是优势互补，发挥各自特色与优势。西医手术、放疗、化疗、靶向治疗偏重于祛邪，中医偏重于整体调理。要把握中西医结合的切入点，分期施治。如围手术期防治术后并发症，围化放疗期减毒增效，手术、化放疗后防治复发和转移，发挥多学科协作优势，为患者提供最佳治疗方案。

中医药对围手术期、放化疗期发挥了减毒增效作用，实现了术后、放化疗后的抗复发转移和康复治疗，特别是对中晚期恶性肿瘤、老年人肿瘤更是重要的治疗手段之一。大量研究证实，中医药能够抗复发转移，减少手术并发症，减轻放化疗所致毒副作用，增加放化疗的敏感性，改善临床症状，调节免疫功能，提高患者生存质量，最大限度地延长生存期，从而提高临床获益率。因此，中医药治疗已成为我国独具特色和优势的防治恶性肿瘤的主要手段之一。

中医药在恶性肿瘤防治中的重要作用：①肿瘤高危人群、癌前病变、康复患者的预防保健；②改善肿瘤患者临床症状和体征，调节肿瘤患者免疫功能；③提高肿瘤患者的生活质量；④对手术、放疗、化疗、生物靶向治疗发挥减毒增效作用，如保护化疗后骨髓功能、减轻消化道反应、防治周围神经毒性、减轻放射性炎症、减轻生物靶向治疗副作用、保护脏器功能和调节免疫功能等；⑤促进肿瘤患者手术后康复，防治复发和转移；⑥阻断肿瘤发展，实现"带瘤生存"；⑦中医药对癌痛、恶病质、骨转移、脑转移、恶性胸腹水等肿瘤晚期并发症的治疗。

一、肿瘤围手术和放化疗期的中医药减毒增效治疗

在抗癌临证实践中始终贯彻综合治疗原则和中西医结合治疗原则，提出要对手术、放疗和化疗的患者采取中医药减毒增效治疗，以保护患者的骨髓造血和免疫功能、恢复机体的正常功能，提高患者的治疗依从性和完成率。

1. 减少手术后并发症，增进术后患者功能的康复

术后患者多出现脾胃虚弱、气血亏虚等现象，中医治疗主要以健脾和胃、益气养血为主，可选用八珍汤加减：白参、黄芪、茯苓、白术、当归、黄精、枸杞子、女贞子、菟丝子、木香、砂仁、鸡内金、山楂、大枣。

2. 减轻放化疗毒副作用

放化疗副作用如白细胞减少、恶心呕吐、厌食、疲劳、口腔溃疡、心悸、肝功能损害、放射性肺炎、放射性皮炎等，治疗常以益气养阴、清热解毒、健脾和胃为法。如放疗后骨髓抑制者，可见头昏、乏力和白细胞减少，治宜补益气血，滋补肝肾，可选用黄芪、党参、生熟地、当归、鸡血

藤、龙眼肉、大枣、女贞子、枸杞子、菟丝子、补骨脂等。

放射性肺炎者见咳嗽、气急、咯白色泡沫痰，可选用紫菀、款冬花、麻黄、杏仁、百部、鱼腥草、黄芩、蒲公英、大青叶、金银花、连翘、薏苡仁、法半夏、陈皮、甘草等止咳、祛痰、清肺平喘；干咳少痰，肺热伤阴者，治宜养阴润肺，可选用沙参麦冬汤加减：北沙参、天冬、麦冬、百部、百合、生地等；鼻咽癌放疗后可选用：西洋参、黄芪、女贞子、旱莲草、麦冬、生地、石斛、天花粉、白花蛇舌草、半枝莲、重楼等；恶心呕吐加陈皮、竹茹；头痛加白芷、菊花、蔓荆子、全蝎；合并放射性脑病，合用桃红四物汤加减。

化疗后骨髓抑制者常见白细胞和血小板减少，红细胞下降，严重时全血减少并发再障，治宜健脾益肾、养血和胃。如白细胞减少者症见头昏、气虚、乏力、易出汗等，可选用人参、黄芪、麦冬、五味子、山茱萸、黄精、山药、浮小麦，必要时加用滋补肝肾药，如女贞子、枸杞子、菟丝子、仙灵脾、巴戟天、补骨脂、紫河车等。血小板减少者可见气血两亏，气不摄血，或血虚生热，血热妄动，引起出血等，治宜补气摄血，凉血止血，可选用人参、黄芪、仙鹤草、生地黄、玄参、大枣、鸡血藤、紫河车、女贞子、茜草、龟甲胶、三七等。红细胞减少者可有头昏目眩，面色苍白无华，心悸怔忡，多梦，治宜滋补气血，可选用人参、黄芪、熟地、当归、龙眼肉、阿胶、红枣、枸杞子、鸡血藤、龟甲胶、紫河车、鹿茸等。

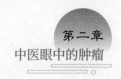

化疗后肾功能损伤，治宜清热利湿，解毒通淋，益气补肾，可选用凤尾草、积雪草、泽泻、瞿麦、萹蓄、茯苓皮、黄芪、女贞子、枸杞子、菟丝子、牛膝、甘草等。

化疗时心肌损伤，中毒时可见心悸、气短、胸闷不适，治宜益气安神，活血化瘀，可选用炙甘草、生晒参、麦门冬、五味子、酸枣仁、柏子仁、丹参、三七、石菖蒲、川芎等。

化疗导致消化道反应，患者症见食欲减退，上腹饱胀，恶心呕吐，腹胀腹痛，严重者出现血性腹泻而危及生命，治宜健脾理气和胃，降逆止呕，可选用党参、太子参、白术、茯苓、薏苡仁、陈皮、竹茹、旋覆花、法半夏、砂仁、佩兰、扁豆、神曲、焦山楂、鸡内金、炒谷芽和麦芽等；腹痛者加广木香、玄胡索、白芍、甘草；腹泻加肉豆蔻、芡实、莲子肉、山药、罂粟壳等。

3. 增效作用

肿瘤因存有乏氧细胞而对放射线产生抗拒性，影响疗效，可选用马蔺子、汉防己、地龙、川芎、红花等发挥放射增敏作用。中药能增强放化疗的疗效，提高患者的免疫系统，保护骨髓造血功能，是较好的放化疗辅助治疗。

4. 减轻内分泌治疗的副作用

中药及针灸治疗能够减轻内分泌治疗带来的潮热、盗汗、失眠等副作用。常用穴位有足三里、三阴交、心俞、脾俞、神堂、胆俞等。

二、中医药抗复发和转移治疗

患者在实施规范的手术或放化疗后，还面临着肿瘤的复发和转移这一难题。中医药治疗是抗肿瘤复发和转移的重要手段之一，"余毒未清、癌毒旁串"是其关键病机，在这一时期，既要扶正培本，恢复机体脏腑功能和气血阴阳平衡，又要伺机攻毒散结。所以，患者应长期坚持中医药扶正抗癌治疗，进行术后或放化疗后的中医药康复治疗，改善患者的癌性体质，从而有效降低肿瘤的复发和转移率。

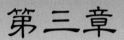

第三章

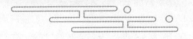

常见肿瘤的中医防治与康复

第一节 肺 癌

一、什么是肺癌?

肺癌,又称"支气管肺癌",是源于肺部支气管黏膜或腺体的恶性肿瘤。肺癌为我国"肿瘤第一杀手"。2020年全球肺癌新发病例220万例,居于恶性肿瘤第二位,死亡180万例,高居恶性肿瘤第一位,占全部肿瘤死亡总数的18%。

二、肺癌有哪些常见类型?

肺癌的种类有很多,根据发病部位可分为中央型肺癌和周围型肺癌。根据组织学分类大体分为小细胞肺癌和非小细胞肺癌。小细胞肺癌约占20%,而非小细胞肺癌约占80%。非小细胞肺癌的常见类型是腺癌、鳞癌、大细胞癌、类癌。按照分化程度分为高分化、中分化、低分化癌。对于肺癌的预后,一般高分化>中分化>低分化(从好到坏);同一分化类型及分期相同情况下,一般类癌>腺癌>鳞癌>大细胞癌>小细胞癌(从好到坏)。

三、引起肺癌的危险因素有哪些?

吸烟是导致肺癌发生的首因。烟草烟雾中含有大量致癌物质，如尼古丁、苯并芘、亚硝酸胺等，我国吸烟者患肺癌的风险为不吸烟者的 2.77 倍，家庭二手烟暴露者患肺癌的风险为无暴露者的 1.53 倍。但是从来没有吸过烟的人也患了肺癌，是何原因？这是因为除了吸烟以外，慢性阻塞性肺疾病（COPD）、肺纤维化病史、职业暴露史，如职业原因长期暴露在石棉、氡、铍、铬、镉、镍、二氧化硅、煤烟和煤烟尘的环境中，一级亲属（父母、子女及亲兄弟姐妹）肺癌家族史，遗传因素等也是肺癌的危险因素，均可导致肺癌的发生。

四、肺癌常见哪些临床表现？

临床上常以咳嗽、痰中带血或咯血、胸痛、气促、发热为主要表现。若侵犯临近组织如胸壁、膈肌、心包、膈神经、喉返神经、上腔静脉、食管，或转移性肿大淋巴结压迫上述结构，也可以出现特异的症状和体征。若远处转移，最常见的脑转移而出现的头痛、恶心、呕吐等症状，骨转移则通常出现较为剧烈疼痛症状。

五、如何预防肺癌？

（1）重视可能引发肺癌的相关疾病的预防与治疗：如慢性阻塞性肺病、肺结核、矽肺、尘肺等。

（2）重视致癌因素的预防：养成良好的生活习惯，如戒烟，防止二手烟的污染，不接触石棉、氡、铍、铬、镉、镍、二氧化硅等高危致癌因素。

（3）定期进行健康体检，高危人群行肺癌的早期筛查尤为重要。

六、什么是肺癌高危人群？如何筛查？

根据 2020 版 CSCO 诊疗指南，肺癌高危人群指：

（1）年龄在 55 ~ 74 岁，吸烟 ≥ 30 包 / 年，仍在吸烟或者戒烟 < 15 年。

（2）年龄 ≥ 50 岁，吸烟 ≥ 20 包 / 年，另需附加一项危险因素，危险因素包括氡气暴露史、职业暴露史、恶性肿瘤病史、一级亲属肺癌家族史、慢性阻塞性肺气肿或肺纤维化病史。

目前多项研究已证实，肺癌高危人群的筛查首选胸部低剂量螺旋 CT，即使首次检查为阴性或者肺结节大小未达到进一步检查标准，仍推荐每年进行筛查。那么对于首次检查出肺结节的患者，应根据肺结节的类型及大小等，进行下一步不同时间、不同手段的复查与处理。

七、肺癌有哪些治疗方法？

目前肺癌的治疗主要有手术、化疗、放疗、免疫治疗、靶向治疗、中医药治疗等方法（图 3-1）。对于早期肺癌一般是以根治性切除为主；不能手术的多采取多学科协同治疗方式，中医药全程参与，以期提高患者生活质量，抗复发转移、实现生存获益。

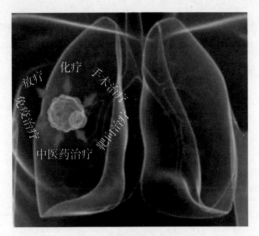

图 3-1　肺癌的治疗方法

八、中医对肺癌的认识

中医无肺癌的病名，其可归属于"肺积""息贲""癌病"等范畴。外感六淫、饮食不节、七情内伤、劳倦过度、久病体弱、烟毒侵袭等作用于人体，导致阴阳失调、气血不畅，痰湿瘀血内结，日久酿生癌毒。肺癌癌毒久积于人体，与痰瘀相互胶结，根深蒂固，难以根除，日久耗伤气阴，导致正气衰退，正气不足难以抗邪，癌毒痰瘀等病理产物进一步发展，形成恶性循环。肺癌的病位在肺，与脾、肾关系密切。肺癌一旦失治，癌毒流窜于脑髓、骨、肝、肾等全身各处，则预后不良。肺癌虚实夹杂，当扶正祛邪，标本同治；以"癌毒内生、毒瘀痰结"病机为总纲，以"解毒化瘀、清肺化痰、攻毒散结、益气养阴"为基本治疗方法，配合止咳平喘、健脾祛痰、补肾纳气等法。

九、肺癌的辨证论治

中医对肺癌辨证论治分为以下五种证型，见图 3-2。

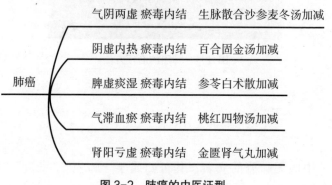

肺癌	气阴两虚 瘀毒内结	生脉散合沙参麦冬汤加减
	阴虚内热 瘀毒内结	百合固金汤加减
	脾虚痰湿 瘀毒内结	参苓白术散加减
	气滞血瘀 瘀毒内结	桃红四物汤加减
	肾阳亏虚 瘀毒内结	金匮肾气丸加减

图 3-2　肺癌的中医证型

在辨证的基础上常常加入 3 ~ 5 味抗癌中药，如蚤休、半枝莲、白花蛇舌草、石上柏、鱼腥草、冬凌草、龙葵、白英、蛇莓、莪术、石见穿、生牡蛎、浙贝母、山慈菇、夏枯草、猫爪草、菝葜等，常用全蝎、壁虎、蜈蚣等虫类药，借其峻猛之药性，攻毒散结，剔痰通络。随症加减：若患者咳嗽较重，痰白质稀，加紫菀、款冬花、陈皮；痰黄黏稠，加鱼腥草、黄芩、枇杷叶、瓜蒌皮；痰中带血，加黄芩炭、白及粉、仙鹤草；干咳少痰，加川贝、百部、南沙参；胸闷气促较重加葶苈子、桑白皮、苏子、大枣。食欲不振加山楂、神曲、炒谷芽、炒麦芽、鸡内金；恶心呕吐加法半夏、竹茹、旋覆花；腹痛腹泻加白芍、木香、甘草；脑转移症见恶心呕吐、头痛加三虫散（全蝎、壁虎、僵蚕）、川芎、白芷。骨转移伴骨痛，加透骨草、补骨脂、骨碎补、鸡血藤。

十、肺癌的其他治疗

1. 针灸治疗

（1）癌痛：主穴可选择夹脊穴、合谷、太冲；肺癌最常见的疼痛部位是胸痛，可加胸痛穴、中府、云门等穴位，同时肺癌可以侵犯神经、纵隔，疼痛转移至腹腔、肝脏，引起腹部的疼痛，可予足三里、内关、中脘等穴。转移肾脏和腰椎，引起腰部疼痛，可加肾俞、腰阳关和环跳等。转移至颅内，引起头痛，可加列缺、印堂、百会、风池等穴位。

（2）乏力、精神不振：一般选取目前被证实有明显保健作用的穴位，如百会、关元、足三里、肾俞、三阴交、气海等，同时艾灸（隔附子饼灸、隔细辛灸等）温阳效果较好，适用于阳虚寒湿内侵的肿瘤患者，可艾灸神阙、中脘、下脘、足三里等穴位。

（3）恶心呕吐：以胃的俞募穴、下合穴为主，可针刺中脘、胃俞、内关、足三里。

（4）癌性胸腔积液：临床上多选取肺、脾、肾脏的募穴为主，加以针刺施治，常用的针刺穴位有云门、期门、京门、关元、中极、水道、归来等。

2. 中医传统功法

（1）太极拳：在康复治疗中使用最多的为杨氏24式简化太极拳（图3-3）。其要求"含胸拔背，气沉丹田"，采用的是深长的腹式呼吸使胸部宽静，腹部充实，能使膈肌有节奏地增大上下运动，使肺泡能够充分地发挥作用，吸入更多

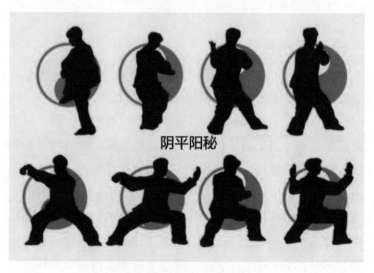

阴平阳秘

图3-3 部分简化的太极拳

的氧气且提高了呼吸功能的持久性，改善肺的通气功能，练太极拳与练其他气功一样，要坚持锻炼，不要半途而废，以免达不到强身保健、防治疾病的作用。

（2）呼吸操：传统"六字诀"呼吸操通过"嘘、呵、呼、呬、吹、嘻"六字吐纳训练来实现对人体气机的调整，改善人体脏腑机能。六字诀呼吸的操作关键是把握好发音口型，这6个发音都是平声，发音时拖长音，持续于整个呼气的过程。并且不用声带发音，声音是虚的，其声音是呼出的气息经过特定口型时形成冲击与共鸣而发出的。

3. 穴位贴敷

主治癌痛、呕吐。

（1）止痛散：中药止痛散方由醋乳香、醋没药、五灵脂、沉香、木香、丁香、乌药、肿节风、青皮、延胡索、透骨草、冰片、三七粉组成。用老酒、蜂蜜、香油及水按照1∶1∶1∶3的比例调成糊状贴敷于痛点及背部肺俞，贴敷时间为疼痛最剧烈的时间点前2小时，每日1次，每次4小时。

（2）消积镇痛膏：由川乌、草乌、白及、山奈、三七组成。使用碘伏清洁患者肺俞穴皮肤；将消积镇痛膏均匀涂抹于5 cm×5 cm大小的医用纱布上，药物厚度在1～2 mm；用胶布固定药膏，必要时可给予塑料包膜常规包裹，避免药汁渗出；TDP治疗灯持续加热约15分钟；继续保留药物5小时，每日换药时注意观察敷药部位皮肤。

（3）止呕方：药物成分为清半夏、干姜、太子参、黄芩、黄连、吴茱萸、竹茹、柴胡、麸炒枳壳、焦山楂、焦神曲、焦麦芽等，打粉后用黄酒充分调和为糊状物，再覆以专用敷贴制备而成。欲呕时贴敷 1 次，分别贴于神阙穴、中脘穴、上脘穴，保留 4 小时，可连用 3 日以巩固疗效。

4. 情绪疏导

（1）音乐疗法：主要针对肺癌患者情绪焦虑紧张，肝主疏泄，调畅气机，心主神志，因此对于调节焦虑情绪，疏肝养心尤为重要，应多听角、徵调音乐。角调式音乐五行属木，通肝，合胆，入肝胆之经。曲调亲切清新、舒快悠扬，如《蓝色多瑙河》《江南丝竹乐》《江南好》等均为角调式音乐；徵调式音乐五行属火，通心，合小肠。旋律欢快、活泼、轻松，《步步高》《卡门序曲》《梁祝》《春节序曲》等均是徵调式音乐。（具体参考中华医学会音像出版社出版的《中华传统五行音乐》）

（2）话疗：通过医师与患者交谈中的心理疏导，能够有效地缓解肺癌患者的紧张焦虑情绪，增强治疗的信心与求生的信念。实践表明，对抗癌治疗积极乐观，并且主动配合的患者，机体的抗癌力能够得到提高，并且对于相关治疗有更好的反应。

5. 中药注射液

临床上常用的鸦胆子油乳注射液、康艾注射液、艾迪注射液、复方斑蝥注射液、康莱特注射液、参芪扶正注射液、人参多糖注射液等，这些中成药制剂协同化疗或者放疗等治疗可以起到增效减毒的作用。

6. 中成药

中成药服用方便，便于储存，适合于服用中药后的疗效辅助与长期维持用药。常用的有参一胶囊、紫金龙片、安欣康胶囊、西黄胶囊、消癌平片、复方斑蝥胶囊、金龙胶囊、人参健脾丸、补中益气丸、贞芪扶正胶囊等。

十一、肺癌患者的饮食调理

围手术期患者以健脾益气为主，饮食调和，脾胃气机调和，则气血生化有源，有利于手术康复，故可在平时饮食中多喝糜粥自养，粥以充养脾胃极佳，如薏苡仁山药粥、党参小米粥、茯苓大枣薏米粥、金橘黄芪粥等。围化疗期患者饮食调理上应该注意着重补元气，食疗上可予甲鱼排骨汤、黄芪板栗炖鸡、清炖财鱼汤、人参乌鸡汤、花旗参乳鸽汤、十全大补汤等，但具体食用需要判断患者的具体体质，围放疗期患者多以气阴两虚为主，着重滋养阴液、润肺生津，食疗调理可予西洋参枸杞虫草茶、沙参麦冬粥、二冬膏、百合龙眼粥、银耳秋梨膏等。患者咳嗽比较重的，燥咳为主的可予杏仁雪梨茶；阴虚咳为主的予百合枸杞熬粥；痰热所致的可服用川贝枇杷膏；风寒引起的可啜热稀粥，温覆衣被；风热为主可用菊花、桔梗、连翘泡水代茶。失眠者可食用莲子百合粥、柏子仁粳米粥。恶性胸水者可平时食用红豆薏米粥、葶苈子粥。骨转移患者可平时适量补充牛奶、豆制品、新鲜水果、海带、虾皮等。

十二、肺癌患者的随访

肺癌患者治疗后均需要定期复查，目的在于疗效的监测，以及早期发现肿瘤复发或转移。检查以影像学为主，肿瘤标记物等相关检查为辅。对于早、中期肺癌经包括外科手术的综合治疗后，一般主张治疗后 2 年内每 3 个月复查 1 次，2 年至 5 年内每半年复查 1 次，5 年后每 1 年复查 1 次。

第二节　乳腺癌

随着生活节奏变快、生活压力变大，乳腺癌的发生率也逐年增加，逐渐年轻化。2020 年我国女性肿瘤新发病例中，乳腺癌新发病例约占 19.9%。

一、为什么会得乳腺癌？

目前对于乳腺癌的病因并不确切，主要与下面几个因素有关。

（1）雌酮和雌二酮与乳腺癌的发生有直接关系：20 岁以前一般不会发生此病，但是 20 岁以后可呈上升趋势，

40 ～ 45 岁发病率明显增高，在绝经后体内雌酮含量升高发病率会继续上升。

（2）与家族史有关：如果母亲、姐妹中有乳腺癌病史的情况，那么发病率会是没有类似家族史的人的 2 ～ 3 倍。

（3）可能与月经初潮早、绝经年龄晚、不孕、未哺乳及初产年龄较大等因素有关，有这些情况的女性患乳腺癌的概率会增大。

（4）乳腺小叶增生、不典型的乳腺增生等也与乳腺癌的发病有一定关系。

（5）营养过剩、肥胖、高脂肪饮食也可增加乳腺癌发病的概率。

二、怎样预防乳腺癌？

1. 生活中做到以下几点，远离乳腺癌

（1）做好自我监测和预防：评估相关家族史、月经史、孕育史、哺乳情况、饮食习惯、生活环境，以及有无乳腺良性肿瘤病史。出现不适，及时就医。

（2）饮食方面注意营养均衡：蛋白、脂肪、维生素、碳水化合物等热量必须保障每日量。肉类以瘦肉、鸡、鸭、牛、羊为主，少食动物内脏；多食新鲜蔬菜水果，如菠菜、芹菜、莴笋、大白菜、四季豆、西红柿、马铃薯、西兰花、香菇等应季蔬菜；橙子、葡萄、柠檬、苹果、猕猴桃等富含

维生素 C 的当季新鲜水果。

（3）戒烟限酒，养成良好的生活习惯，生活规律，不熬夜。

（4）尽量避免接触放射性和电磁辐射。

（5）应积极参加户外活动和适当的一些体育锻炼，控制体重，增强体质，提高自身免疫力。

（6）年轻妈妈坚持纯母乳喂养。

2. 乳房的健康检查

（1）定期乳房检查：20 ~ 39 岁女性每个月进行乳房自我检查，每 3 年到医院进行临床乳房检查；40 岁以后每个月进行乳房自我检查，每年到医院进行临床乳房检查。

（2）坚持乳房自查：①站在镜子前面观察乳房：两臂放松垂于身体两侧，然后弯腰向前，观察双侧乳房的大小和外形是否对称；外形有无改变（皮肤及乳头）；乳头有无分泌物。改变体位：双臂高举过头部，双手置于头后；双手撑腰，从不同角度观察上述内容；②平卧或侧卧位触摸乳房：肩下垫软薄枕，被查侧的手臂枕于头下，使乳房完全平铺于胸壁。对侧手指并拢平放于乳房，以食指、中指、无名指的指腹在乳房上进行环形触摸，从乳房外上象限开始检查，依次为外上、内下、内上象限；③检查乳头及腋下：挤压乳头，注意有无分泌物流出。触摸腋下，感觉有无硬结或肿块。

3. 重视乳房的异常变化

（1）乳房出现无痛性、单发小肿块：女性往往在洗澡、更衣时用手掌触摸乳房就会发现不易推动、与周围组织边界不清、质地较硬的肿块。注意触摸时避免用手指捏推乳房。

（2）乳房外形发生改变：乳房肿块增大可以出现局部隆起。乳房表面皮肤凹陷，形似"小酒窝"，乳头扁平、回缩、内陷，偏向肿块一侧，严重时会出现水肿，乳房皮肤表面变成"橘子皮"样。

（3）溃疡伴有恶臭：乳房表面溃疡，常伴有恶臭，注意这是乳腺癌晚期的表现。

（4）注意特殊类型的乳腺癌：乳房皮肤出现红、肿、热、痛，小心炎性乳腺癌。乳头瘙痒、烧灼感，小心湿疹样乳腺癌。

三、患了乳腺癌怎么办？

一旦医院确诊为乳腺癌，则必须尽早入院，由专业医师制定个体化的治疗方案，进行规范治疗。以手术治疗为主要手段，辅以化学药物治疗、放射治疗、内分泌治疗及中医药治疗等措施进行综合治疗。

四、中医如何认识乳腺癌？

乳腺癌属于中医学"乳岩""乳石痈""石奶""奶岩""乳痞"等范畴。最早描述见于晋·葛洪《肘后备急方》："若发肿至坚而有根者，名曰石痈"。《外科正宗》对乳腺癌有其详细记载："肿如堆粟，或如覆碗，色紫气秽，渐渐溃烂，深者如岩穴，凸者若泛莲，疼痛连心，出血则臭"，此描述与晚期乳腺癌的表现相一致。清代《医宗金鉴》中记载"乳中结核……耽延数月，渐大如盘如盅，坚硬疼痛，根形散漫，串延胸肋腋下"，对乳腺癌淋巴结转移进行了详尽的描述。

五、乳腺癌的辨证论治

1. 肝郁气滞证

主证：乳房肿块初起胀痛，牵引两胁作胀，情绪抑郁或急躁，心烦易怒，口苦咽干，头晕目眩，苔薄白或薄黄，脉弦滑。

治法：疏肝理气，化痰散结。

方药：瓜蒌逍遥散加减。

2. 肝郁化火证

主证：乳房肿块，质地坚硬，状似覆碗，推之不移，边缘不清，皮色紫暗，心烦易怒，便干尿赤，口苦咽干，舌红苔黄，脉弦数。

治法：清肝泄热，化瘀软坚。

方药：龙胆泻肝汤加减。

3. 冲任失调证

主证：乳房内单发性肿块，月经来潮前胀痛增剧，腰腿酸软，烦劳体倦，五心烦热，口干咽燥，苔少或薄黄，脉细数无力。

治法：调理冲任，补益肝肾。

方药：青栀四物汤加减。

4. 热毒瘀结证

主证：乳房肿块迅速增大，疼痛，间或红肿，甚则溃烂翻花，污水恶臭，或发热，心烦口干，便秘，小便短赤，舌暗红，有瘀斑，舌苔黄腻，脉弦数。

治法：清热解毒，活血化瘀。

方药：五味消毒饮合桃红四物汤加减。

5. 气血两虚证

主证：乳中块结，与胸壁粘连，推之不动，乳房遍生疙瘩，头晕目眩，气短乏力，面色㿠白，神疲消瘦，纳呆，舌质淡，脉沉细无力。

治法：益气养血，佐以解毒祛邪。

方药：益气养荣汤加减。

六、乳腺癌的中医对症治疗

术后有贫血者多伴脾胃虚弱、气血亏虚的证型，可选用八珍汤；白细胞降低者多见头晕、乏力、易汗出等，可选用人参、黄芪、黄精、浮小麦；血小板降低者可选用仙鹤草、茜草、三七；红细胞降低者症见头晕，面色苍白无华，可选用黄芪当归汤加西洋参、鹿茸；肾功能损伤者，可选用肾茶、凤尾草、积雪草；心肌损伤者多见心悸、气促、胸闷，可选用炙甘草汤加丹参、三七；消化道反应多见恶心呕吐，可选用法半夏、竹茹、旋覆花、代赭石；食欲减退者，可选神曲、焦山楂、鸡内金、炒麦芽；腹泻加木香、扁豆、肉豆蔻、芡实；药物性神经毒性常表现为手足麻木不适症状，可选当归、鸡血藤活血化瘀；放射性肺炎症见咳嗽、咳白色泡沫痰，可选用炙麻黄、杏仁、紫菀、款冬花、陈皮；咳有黄色黏痰，可选用鱼腥草、黄芩、薏苡仁；干咳少痰者，可选沙参麦冬汤；内分泌治疗引起的类更年期综合征症见潮热盗汗者，可选煅龙骨、牡蛎；焦虑所致夜寐不安者选用夜交藤、合欢花、合欢皮；心肾不交致夜不能寐者多以酸枣仁、远志用之；善用虫类药壁虎、全蝎攻毒散结，通络止痛；骨转移者症见骨痛，昼轻夜重，形体羸瘦，甚则四肢不温，或畏寒怕冷，腰酸膝软，可选用阳和汤加减等。

七、乳腺癌的其他中医手段

1. 中成药

以攻邪抑瘤为主的复方苦参注射液、鸦胆子油乳注射液等；以提高免疫力为主的参芪扶正注射液、康艾注射液、香菇多糖注射液等；以扶正祛邪为主的艾迪注射液、康莱特注射液等。常见的口服中成药有西黄胶囊、复方斑蝥胶囊、华蟾素等，正气不虚者可予西黄胶囊解毒散结、消肿止痛；也可用华蟾素解毒消肿止痛；中晚期患者可予复方斑蝥胶囊解毒祛瘀、消肿止痛、扶正祛邪。

2. 中药贴敷

古籍中记载道："用膏贴之，闭塞其气，使药从毛孔入腠理，疏通经络，或提而出之，或攻而散之，较之服药尤有力，此至妙之法也。"对于放化疗所致的恶心呕吐、晚期患者的癌痛，穴位贴敷都具有一定的疗效（图3-4）。

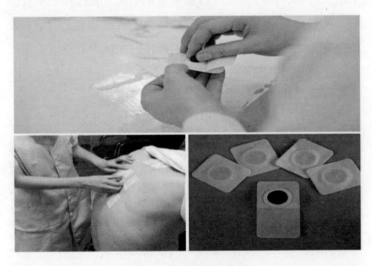

图3-4　中药穴位贴敷

3. 针灸、推拿

治疗癌痛主穴多选：阿是穴、足三里、中脘、合谷、内关、三阴交；乳腺癌之癌痛配穴多选：膈俞、乳根、支沟、大陵、列缺。

推拿疗法是疏通乳络的最快捷、有效的治疗手段。中府、云门、肩井、合谷等穴位具有促进气血运行，缓解疼痛的作用，有助于患者术后淋巴循环及血液循环障碍的恢复，对上肢水肿和麻木有较好的改善作用。

4. 膳食疗法

化疗前一天可饮用"五红"汤水：枸杞、红豆、红皮花生米、红糖；化疗当天可口服黄芪山药羹，化疗期间少食多餐，减轻胃肠道压力。忌食辛辣刺激、含雌激素、腌腊霉变的食物。饮食应做到多样化、营养化，保证患者获取营养充分，提高其免疫力。

5. 运动疗法

气功与太极、八段锦是中医传统运动养生的锻炼方式，具有轻柔、和缓、放松的特点。可以帮助病患放松心情、提高免疫力、预防他病。其中八段锦适用于乳腺癌术后患者上肢功能康复。

第三节　食管癌

一、什么是食管癌？

食管癌是指来源于食管上皮的恶性肿瘤，以进行性吞咽困难、饮食不下或食入即吐等为主要临床症状，主要分为鳞癌和腺癌，其发病具有较明显的地域性。2020 年全球食管癌患者新增约 60.4 万例，占新发恶性肿瘤的 3.1%，死亡人数达 54.4 万例，占新发恶性肿瘤患者死亡的 5.5%。目前我国是食管癌发病率和死亡率最高的国家，占全球一半以上。

二、为什么很多食管癌患者发现即达晚期?

食管癌早期无明显症状或只有轻微症状，表现为胸骨后不适、烧灼感，进食通过缓慢或轻微梗阻感。因症状不典型，易被患者忽视。而出现进行性吞咽困难或咽下疼痛、食物反流、疼痛等症状，就诊时已经是中晚期。

三、哪些人容易得食管癌?

1. 有慢性食管疾病的人
如贲门失迟缓症、食管良性狭窄、Barrett 食管等。

2. 有饮食及生活不良习惯的人
食物中维生素缺乏，嗜好速食、粗硬食、烫食、含有亚硝胺类化合物的腌制食品及食用霉变食物等，咀嚼槟榔、长期吸烟喝酒及口腔卫生状况不良等。

3. 生活在食管癌高发区的人群
从食管癌分布地区来看，高发区主要集中在太行山区、河南林县、苏北地区、大别山区等，农村地区明显高于城市地区，中西部地区高于东部地区，主要跟高发地区锌、镁、硒等微量元素缺乏相关，农村地区以河水、雨水及井水为主要饮用水来源相关。

4. 肥胖和高体重指数的人

对于食管腺癌，肥胖也是主要的危险因素。

5. 有肿瘤家族史的人

食管癌的发病常表现为家族聚集倾向。

四、得了食管癌有哪些特殊表现？

早期出现胸骨后不适、烧灼感，进食通过缓慢或轻微梗阻感。中晚期表现如下。

1. 进行性吞咽困难

是最常见、最典型的症状，由不能咽下固体食物发展至液体食物也不能咽下。

2. 梗阻

表现为吐黏液样痰，或咽下梗阻即吐。这是由于食管腔狭窄，通过不畅，以及食管癌浸润和炎症反应性的引起食管腺和唾液腺分泌增加所致。

3. 疼痛

常表现为胸骨后或背部肩胛区持续性钝痛；或者是咽下疼痛，进食时尤其是进热食或酸性食物时更加明显。

4. 声音嘶哑

常因喉返神经受压而产生。

5. 其他伴随症状

肿瘤侵犯气管，可引起呼吸困难或咯血；侵犯大血管可引起大出血导致休克，甚至死亡。还可有营养不良、消瘦、左锁骨淋巴结肿大等。

五、生活中哪些坏习惯会导致患食管癌的风险增加？

（1）长期食用腌制食物：腌制食物中含有大量亚硝酸盐，亚硝酸盐是亚硝胺类化合物前体，而亚硝胺类化合物是导致食管癌的重要因素，长期食用腌制食物导致亚硝酸盐摄取过量与食管癌的发病有关。

（2）长期进食过快及喜欢吃高温食物：长期进食过快、吃高温食物会损伤食管黏膜，导致食管受损。

（3）长期吸烟、咀嚼槟榔、重度饮酒。

（4）不注重口腔卫生及牙齿缺失。

六、预防食管癌，我们可以做哪些事情？

（1）要注重口腔卫生及牙齿健康。

（2）戒烟戒酒戒槟榔。

（3）避免粗食烫食，少食油炸、烧烤、腌制食物，多吃蔬菜水果补充维生素。

（4）高危人群定期筛查。

七、食管癌的治疗手段有哪些呢？

目前治疗食管癌的方法主要有手术治疗、放疗、化疗、免疫治疗及中医药治疗等。早期食管癌患者常采用根治性手术，晚期食管癌主要采用放化疗，中医药治疗可贯穿全过程。早期发现、早期诊断、早期治疗是提高食管癌生存时间的关键。

八、食管癌患者在手术切除病灶后、放化疗期间可以服用中药吗？

患者在术后、放化疗期间需要积极寻求中医肿瘤专家进行康复调理。传统中医药在治疗食管癌方面有其独特的优势，以"扶正抗癌"为基本原则，具有减毒增效、提高生存质量、抗复发转移和延长生存期等作用。

九、中医如何认识食管癌？

食管癌归属于中医"噎膈"范畴。《素问·通评虚实论》云："隔塞闭绝，上下不通，则暴忧之病也。"李梃在《医学入门》中说："三焦枯槁成膈噎，饮食不下，而大便不通，名膈噎……病因内伤，忧郁失志乃饮食淫欲而动脾胃肝肾之火，或因杂病，误服辛香燥药，俱令血液衰耗，胃脘枯槁。"《金匮翼·膈噎反胃统论》曰："噎膈之病，大都年逾五十者，是津液枯槁者居多，年老之人，血竭津枯，亦可致食管狭窄、滞涩、噎塞不通。"各医家对其病因概括多为饮食不节、七情内伤、久病年老等导致脏腑功能失调，气滞、痰阻、血瘀互结阻滞食道，使食管狭窄，也可造成津伤血耗，失于濡润，食饮难下。噎膈的基本病机为气、痰、瘀交结，阻隔于食道而成，病位在食道，属胃所主，与肝、脾、肾密切相关。其病理性质为本虚标实，本虚与脾肾亏虚，津液枯槁，不能濡养有关；标实为气滞、痰凝、血瘀阻于食道，致使噎膈不顺，阻塞难下。

十、食管癌常见辨证论治有哪些？

1. 肝胃不和证

证候：咽部似有物梗阻，或进食发噎，呃逆，胸骨后疼痛串及两胁，胸闷口苦，不欲饮食，或头痛目眩，舌质淡红，舌苔薄黄或微黄腻，脉弦或弦细。

治法：疏肝和胃，散结止痛。

方药：逍遥散加减。

2. 痰气交阻证

证候：吞咽梗阻，胸膈痞闷，情志舒畅时稍减轻，口干咽燥，舌质偏红，舌苔黄腻，脉弦滑。

治法：开郁化痰，清热润燥。

方药：启膈散加减。

3. 津亏热结证

证候：吞咽梗涩疼痛，食物难下，汤水可下，形体逐渐消瘦，口干咽燥，大便干结，五心烦热，舌质红干，或有裂纹，脉弦细数。

治法：生津益胃，降逆解毒。

方药：麦门冬汤加减。

4. 瘀血内结证

证候：胸膈疼痛，食不得下而复吐出，甚至水饮难下，大便坚如羊屎，或吐出物如赤豆汁，面色晦滞，口唇青紫，形体消瘦，肌肤枯燥，舌红少津，或带青紫，脉细涩。

治法：养血活血，润燥破结。

方药：通幽汤加味。

5. 气血两虚证

证候：噎塞梗阻日重，水饮难下，面色萎黄，消瘦无力，甚则大肉已脱，大骨枯槁，舌质淡，苔薄，脉弦细或沉细。

治法：益气补血，解毒散结。

方药：八珍汤加减。

十一、中医药如何治疗食管癌？

中医药在食管癌的治疗中采用整体观念与个体化辨证施治原则，其主要优势是，能提高患者的免疫力和改善生活质量；减轻放、化疗不良反应，增强患者对综合治疗的耐受能力；延缓肿瘤复发与进展，延长生存时间。

食管癌以"痰气交阻、津亏热结、瘀毒互结"为主，常兼夹肝胃不和、气血亏虚、肝肾不足等证，治疗当以"开郁化痰、益胃生津、清热润燥、化瘀解毒、散结止痛"为基本治法，抓住"噎、梗、吐、痛、痰"等临床五要素，配合疏肝健脾、和胃降逆、化痰散结、补益气血、滋补肝肾等法。一些药物如石见穿、急性子、冬凌草、猫爪草、半枝莲、蚤休、全蝎、蜈蚣、壁虎等中药具有较好的抗癌作用，也可以抑制肿瘤细胞生长，能有效地缓解食管癌所致临床症状。

食管癌多采用手术治疗或放化疗等手段。对于手术后患者，手术损伤机体气血，出现脾胃虚弱、气血亏虚等现象，可用四君子汤、六君子汤、八珍汤等加减，补益气血，改善脏腑功能，提高机体免疫力。对于放化疗毒副作用，如放疗后骨髓抑制，症见头晕、乏力、白细胞减少者，可选用黄芪、党参、当归、鸡血藤、龙眼肉、大枣、女贞子、枸杞子、菟丝子等补血补肝肾。放射性肺炎见咳嗽、咳痰、气急者，可选用紫菀、款冬花、杏仁、百部、麻黄、陈皮、甘草等止咳、祛痰、平喘；干咳少痰者，选北沙参、天冬、麦冬、石斛、天花粉、百合等养阴润肺。化疗导致消化道反应，见食欲减退、恶心呕吐者，可用太子参、党参、白术、茯苓、薏苡仁、陈皮、法半夏、砂仁、扁豆、鸡内金、神曲、麦芽等健脾理气和胃。

中成药如鸦胆子油乳注射液、安替可胶囊、消癌平片、增生平片、金龙胶囊、华蟾素片、复方苦参注射液、艾迪注射液、榄香烯注射液等亦有攻毒抑癌之功。

十二、除口服中药治疗外，其他康复治疗手段有哪些呢？

1. 针灸治疗

食管癌梗阻者：中上段者，针刺天突、中脘、足三里、膈俞等；中下段者，针刺膈俞、膈关、胃俞、内关等穴，用平补平泻法。加减：痰多、便秘者，加丰隆、大肠俞、天枢；胸痛引背者，加心俞、胸背部阿是穴；痞塞、嗳气者，加大陵；呃逆者取内关、脾俞，用平补平泻法；睡眠障碍者，可用耳针及耳穴压豆（取穴内分泌神门交感等）。

2. 膳食疗法

宜食清淡、易消化、低脂肪食物。如谷类及瘦猪肉、鸡、鱼、虾、蛋和豆制品、蔬菜、水果等。忌油腻性食物及高动物脂肪食物，如肥肉、花生、核桃等；忌粗糙、坚硬、黏滞不易消化的食物，如牛肉干、锅巴、年糕、粽子等；忌霉变、油煎炸炒、烟熏、腌制食物，如咸鱼、泡菜、炸鸡、薯条等；忌公鸡、西洋鸭（番鸭）、鲤鱼、狗肉、虾、蟹、螺、蚌、蚕蛹、竹笋、烟、酒等（部分为民间认为的发物）。

3. 心理康复

患者一旦得知自己患有肿瘤，可能会坐立不安，多方求证，心情紧张，猜疑不定。因此，医务人员应言行谨慎，要探明患者的询问目的，进行心理治疗，科学而委婉地回答患者所提问题，不可直言，减轻患者受打击程度，以免患者对治疗失去信心。有些患者病情逐渐恶化，治疗反应大，经济负担重，体力难支，精神萎靡，消极厌世，此时医务人员对消极的患者要分析原因，做好心理安慰，及时调整患者心态，做好生活指导，解除患者心理负担，使患者保持愉悦、积极、乐观的生活态度，建立治疗疾病的信心基础。

第四节　胃　癌

一、什么是胃癌？

胃癌是指源于胃黏膜上皮细胞的恶性肿瘤，绝大多数是腺癌。胃癌占胃部恶性肿瘤的 95% 以上。组织病理学分为：腺癌（乳头状腺癌、管状腺癌、黏液腺癌、混合型腺癌、肝样腺癌）、腺鳞癌、髓样癌、印戒细胞癌、鳞状细胞癌和未分化癌等。根据癌细胞分化程度可分为高、中、低分化三大类。侵袭与转移有四种扩散方式。①直接蔓延：侵袭至相邻器官，胃底贲门癌常侵犯食管、肝及大网膜，胃体癌则多侵犯大网膜、肝及胰腺。②淋巴结转移：一般先转移到局部淋巴结，再到远处淋巴结；转移到左锁骨上淋巴结时，称为 Virchow 淋巴结。③血行播散：晚期患者可占 60% 以上。最常转移到肝脏，其次是肺、腹膜肾上腺，也可转移到肾脑、骨髓等。④种植转移：癌细胞侵及浆层脱落入腹腔，种植于肠壁和盆腔，如种植于卵巢，称为 Krukenberg 瘤，也可在直肠周围形成结节状肿块。

二、胃癌的常见病因有哪些？

1. 幽门螺杆菌（Hp）感染

Hp 感染与胃癌的发病密切相关。据统计，Hp 感染者患胃癌的概率是无 Hp 感染者的 6 倍。

2. 高盐饮食

长期食用腌制蔬菜、熏制腊肉等硝酸盐含量较高的食物后，硝酸盐在胃内被还原成亚硝酸盐，再与胺结合生成致癌物亚硝胺。

3. 饮食不节

三餐不定时屡见不鲜。暴饮暴食会导致胃超负荷工作，过度节食导致胃里没有食物。而胃酸分泌时刻都在进行，从而引起胃黏膜水肿，严重时引起胃炎、胃溃疡，造成胃癌隐患。

4. 抽烟酗酒

吸烟会影响体内前列腺素生成，而前列腺素是维持胃黏膜上皮稳定的物质，胃黏膜上皮损害修复时，可能因DNA突变导致胃癌发生。饮酒会导致胃黏膜损伤，如糜烂、充血水肿，甚至溃疡，亦是胃癌发生的诱因。

5. 遗传倾向

胃癌具有明显的家族聚集性。胃癌患者的一级亲属（父母和兄弟姐妹）得胃癌的危险性是普通人群的3倍。

6. 精神压力

焦虑与抑郁是胃癌的危险因素，其中焦虑患者得胃癌的风险是正常人的2.88倍。

三、胃癌有何早期表现?

由于胃癌早期并无特异症状，在我国，很多早期胃癌患者都是在偶然的一次体检中发现的。所以建议有胃癌高风险因素的患者定期体检。

早期胃癌虽然没有特异症状，但是部分人会有消化不良的表现，如胃胀、打嗝、便秘、腹泻等。进展期胃癌最常见体重减轻（约60%）和上腹部疼痛，可在上腹部摸到肿块，有压痛；部分人会同时兼有面色苍白、全身乏力、食欲减退、厌食、黑便等症状。早期胃癌的5年生存率高达90%以上，而晚期胃癌5年生存率不到20%，故"早发现、早诊断、早治疗"格外重要。

四、怎么做预防胃癌？

（1）应建立良好的生活习惯：如清淡饮食、三餐定时、规律作息、戒烟戒酒等。

（2）使用公筷预防幽门螺杆菌传染、不乱吃会损伤胃黏膜的药物、适当运动锻炼都是预防胃癌的有效手段。

（3）积极治疗原发胃部疾病：如 Hp 感染的患者，积极根除 Hp 治疗有助于预防胃癌的发生；如过去本就患有胃部疾病，如胃溃疡、萎缩性胃炎、胃息肉（腺瘤）等，应积极对因治疗，预防癌变。

（4）阿司匹林、COX-2 抑制剂、他汀类药物、抗氧化剂（包括多种维生素和微量元素硒）和绿茶可能具有一定预防作用。

五、如果不幸得了胃癌，怎么办？

胃癌的治疗总则为中西医结合。早期胃癌以西医治疗为主；进展期胃癌中西医治疗并重。就目前来讲，胃癌首选手术，那么对于不能手术的胃癌患者来讲，中西医结合治疗有助于延长生存时间，改善生存质量。

六、西医治疗胃癌有哪些手段？

早期胃癌无淋巴结转移时，可采取内镜治疗；进展期胃癌在无全身转移时，可行手术治疗；肿瘤切除后，应尽可能清除残胃的 Hp 感染；晚期胃癌则以全身治疗为主，包括化疗、靶向治疗、免疫治疗等。

七、中医对胃癌的认识

胃癌可归属于中医"伏梁""胃反""积聚"等范畴。中医认为胃癌发生多因饮食不节、情志失畅、劳逸失衡，导致脏腑功能失调，气血逆乱，继而气滞、痰阻、血瘀，形成积聚；关乎全身而表现于局部。《医宗必读》云："积之成者，正气不足，而后邪气踞之"，胃癌的病机总属本虚标实，本为脾胃虚弱。标实以癌毒、气滞、血瘀、痰凝、癌毒为主，其中以癌毒最为关键。胃癌属于恶性肿瘤，难治难愈，易复发转移，预后差，中医治疗主要体现在扶正与祛邪两个方面，对于胃癌初期患者，应以祛邪为主，兼以扶正，防止疾病进展或复发；而中后期胃癌晚期失去手术机会的患者，应强调以扶正为主，祛邪为辅的原则。

八、胃癌的中医辨证论治

中医治疗胃癌的原则：早期邪盛而正气充沛，以攻邪为主；中期正虚与毒邪俱盛，应攻补兼施；后期正气严重亏虚而毒邪留恋，则以扶正为主，兼以祛邪。

（一）分证论治

1. 肝气犯胃证

治法：疏肝理气，和胃降逆。

主方：柴胡疏肝散加减。

2. 胃热伤阴证

治法：清热养阴，润燥和胃。

主方：玉女煎加减。

3. 气滞血瘀证

治法：理气活血，祛瘀止痛。

主方：膈下逐瘀汤或失笑散加减。

4. 痰湿凝结证

治法：健脾燥湿，化痰散结。

主方：二陈汤加减。

5. 脾胃虚寒证

治法：温中散寒，健脾和胃。

主方：附子理中汤加减。

6. 气血亏虚证

治法：补气养血，化瘀散结。

主方：十全大补汤加减。

（二）中成药

临床常用复发斑蝥胶囊、消癌平注射液、艾迪注射液、康艾注射液等。

九、胃癌的其他中医疗法

1. 针灸推拿

呕吐者，膈俞配内关，脾俞配足三里；胃脘疼痛者，合谷配内关；幽门梗阻者，针刺脾俞、胃俞、关元、足三里、中魁、中脘等。

2. 膳食疗法

可选用柴胡薏米粥、花椒炖猪肉、牡蛎汤等。日常饮食应清淡、易消化、吃软食；忌食生冷、油煎炸炒、坚硬、黏滞不易消化、辛辣、霉变、烟熏、腌制等食物。

3. 中医外治

中医外治包括耳穴压豆、穴位注射、穴位贴敷及药物外敷等方式。耳穴压豆取穴神门、交感、皮质下、胃、脾穴等；穴位贴敷选择健脾和胃、活血化瘀、镇痛化瘤等方法，取合谷、内关、足三里、胃俞、中脘及阿是穴等。穴位注射选苦参或黄芪注射液，取足三里或内关。外敷药物有消痞膏、阿魏化坚膏或鲜独角莲捣烂外敷胃脘部。

4. 气功疗法

中医气功种类有很多，常提倡五禽戏、八段锦、易筋经、逍遥步行功等。

5. 心理康复

胃癌患者常因受疾病的畏惧、手术后的并发症、化疗不良反应、经济负担、角色改变等影响而诱发抑郁或焦虑等心理问题。焦虑、抑郁等情绪归属于中医"郁证"范畴，其病机以气机郁滞为主，治疗应以疏肝解郁为原则。临床选方以逍遥散加减，常配伍郁金、佛手等增强理气疏肝效果。若有进食后饱胀，嗳气、矢气频频者，则辅以炒谷麦芽、炙鸡内金、焦六神曲等健脾消食导滞之品，使得中焦气机升降有序。此外，音乐疗法也不失为有效手段。

第五节　结直肠癌

一、什么是肠癌？

大肠癌是指来源大肠上皮的肿瘤，最常见于结肠和直肠，又称"结直肠癌"。我国肠癌的发病率居于第二位，死亡率位于第五位。近年来大肠癌发病率及死亡率逐年上升且趋于年轻化。

二、肠癌的危险因素

1. 饮食因素

结直肠癌的发病与饮食方式息息相关。一般认为高蛋白、高脂肪、高热量食谱与食物纤维不足是主要发病原因，缺乏微量元素与维生素（多以缺乏钙、硒、钼，抗氧化维生素 A、C、E 和 β - 胡萝卜素为主）亦是危险因素。

2. 遗传因素

遗传是导致肠癌的高危因素，有20% ~ 30% 的肠癌患者有肿瘤家族史，如家族中直系亲属患有肠癌，则其他直系亲属患肠癌的风险比正常人高三倍，因此对于肠癌的高危人群，在日常生活中一定要做好防癌筛查。

3. 物理、化学因素

长期干硬的粪便或便中异物对肠道产生刺激或损伤，使肠道发生异常改变，形成息肉或溃疡，进而癌变。亚硝胺及其化合物等化学因素也易致癌，这常见于一些食物中，如烟熏类（腊肉、腌鱼）、腌制类（如咸菜、泡菜）食物，还有烧烤、啤酒、火腿等。

4. 消化道疾病

长期的慢性消化道疾病也易致癌变，如溃疡型结肠炎、克罗恩病、大肠腺瘤、直肠息肉的患者，后期患大肠癌的概率也会上升。

5.其他

有血吸虫病、糖尿病、肥胖等人群也易致肠癌。肥胖患者也是高危因素，其 BMI 指数超过 29 的人比 BMI 指数小于 21 人，大肠癌的风险增加一倍。

三、肠癌的常见临床表现

结直肠癌起病隐匿，早期缺乏特异症状、体征，临床可出现下列症状体征。

1.排便习惯与粪便性状改变

临床常以血便为突出表现，或有痢疾样脓血便，里急后重；有时表现为顽固性便秘，大便形状变细；也可表现为腹泻与糊状大便，或腹泻与便秘交替，粪质无明显黏液脓血。

2.腹痛

右侧结直肠癌常表现为右腹钝痛，或同时涉及右上腹、中上腹，部分患者可表现为餐后腹痛；左侧结直肠癌常并发肠梗阻，多表现为腹部绞痛，伴有腹胀、肠鸣、便秘、排便困难等；晚期患者发生腹膜后转移，常有腰骶部持续性疼痛。

3.肠梗阻

肠梗阻是结肠癌晚期常见表现，以左侧结肠梗阻多见。肠梗阻之前先出现腹胀、腹部不适，然后出现阵发性腹痛，肠鸣音亢进，便秘或粪便变细以至排气排便停止。

4.腹部肿块

在腹部可扪及肿块质坚、大小不等且表面呈结节感，一般可推动，但至后期则固定。合并感染者可有压痛。

5. 直肠肿块

多经直肠指诊发现，质地坚硬，表面呈结节，有肠腔狭窄。直肠指检后的指套上常有血性黏液。

6. 全身情况变化

可出现进行性贫血、低热、腹痛，以及进行性消瘦等症状。

四、肠癌的高危人群

（1）反复便血，或者黏液脓血便的患者，排黑便或者暗红色大便者。

（2）常规体检粪便潜血检查阳性者。

（3）有息肉及息肉切除史的人。

（4）有肠癌家族史及家族腺瘤等患者。

（5）反复腹痛、腹泻、便秘，或腹泻与便秘交替者。

（6）不明原因消瘦。

（7）其他仪器检查（如彩超、CT、钡剂灌肠检查）发现肠道有病变的。

（8）突然大便性状、时间改变，年龄多在40岁以上的患者。

（9）嗜好烟酒、高脂肪、高蛋白食物、烧烤、腌制食品者。

（10）肥胖、长期坐位工作又缺乏锻炼者。

（11）炎症性肠病患者。

五、肠癌的预防

（1）注重合理健康的膳食。

（2）要注意排便习惯，养成定期排便的习惯，大便畅通，肠道轻松。

（3）保存轻松愉悦的心情，建议多听音乐放松心情。

（4）适当的体育锻炼，可选八段锦、五禽戏、太极拳。

（5）自我检查及定期进行肠镜检查，注意大便的性状、次数、颜色，早期发现并处理早期肿瘤及癌前病变，就可以有效预防肠癌的发生。

（6）中医日常保健，如针灸推拿按摩，常用保健穴，如合谷、足三里、关元、神阙、气海等。

六、肠癌的治疗手段有哪些？

肠癌主要的治疗手段是手术，也是根治性治疗手段。目前，我国肠癌手术病例中早期癌不足 5%，根治术后患者 5年内复发率高。针对肠癌患者，提倡中西并重、多学科综合治疗模式，有手术、化疗、放疗、靶向药物、免疫治疗和中医药治疗等。

七、中医对肠癌的认识

肠癌归属于中医"肠覃""积聚""脏毒""锁肛痔"等范畴。

《灵枢·五变》谓："人之善病肠中积聚者……则肠胃恶，恶则邪气留止，积聚乃伤，脾胃之间，寒温不次，邪气稍至，蓄积留止，大聚乃起。"《素问·气厥论》载："小肠移热于大肠，为虚瘕。"《诸病源候论》："瘕者，寒温失节，致脏腑气血虚弱而饮食不消，聚结在内，逐渐生长块段而成。"《外科正宗·脏毒论》："又有生平情性暴急，纵食膏粱或兼补术，蕴毒结于脏腑，炎热流注肛门，结而为肿。"肠癌的病机主要因饮食失节，过食肥甘厚味，或七情所伤，外邪侵袭，损伤脾胃，致使气、血、津、液运行失常，或气血亏虚，形成气滞、瘀毒、湿热、血瘀等，在临床上常是几种因素相互交叉出现，互为因果，相互联系。气滞、血瘀、瘀毒、湿热为病之标，脾虚、气虚、血虚等属正气不足，为病之本，二者互为因果，由虚而致积，因积而益虚，形成恶性循环。

八、肠癌的中医对症治疗

1. 大便习惯及形状的改变

如常见大便稀、腹泻症状，可采用针灸治疗，可针刺足三里、内关、中脘，配合艾灸神阙、天枢等穴位来止泻；如见大便干结、便秘症状，则可以采用中医药灌肠和穴位注射；如见便血患者，及时就医，在医师指导下合理用药，预防疾病进展；如直肠癌术后的排便异常，可中药熏洗治疗，中药煎透后倒入盆中，患者坐于痰盂之上进行熏蒸，待没有蒸气后将药液过滤，并倒入坐盆中行坐浴。

2.腹痛

对于此类患者，采用局部按摩推拿，促进肠蠕动，也可采用按掐合谷穴、足三里等穴位（图3-5）。

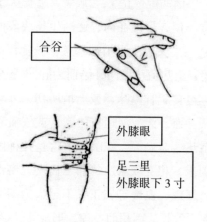

合谷

外膝眼

足三里
外膝眼下3寸

图3-5　按压相应穴位

3.肠梗阻及肠粘连

可用闪罐加针灸治疗术后肠梗阻的患者，首先在腹部顺时针运用闪罐，其次运用针刺治疗（选穴以足三里、阴陵泉、上巨虚为主，配以内关、血海、地机、行间、三阴交、太溪），最后采用回旋灸法灸神阙、足三里。对由于各种原因不能进行手术治疗的癌性肠梗阻患者，可以进行中药大承气汤加味保留灌肠治疗，也取得了良好效果。

4.食欲不振、恶心呕吐

这一症状多见于肠癌放化疗后。可选用半夏止吐方进行穴位贴敷，也可用吴茱萸散贴敷中脘、涌泉穴预防呕吐。宜予生姜、麦芽、山楂饮、山楂酸梅汤、山药、扁豆、鸡内金等。

5. 放射性肠炎

多见于放射治疗后，可以服用葛根芩连汤，也可通过艾灸神阙、关元、气海治疗放射性肠炎。可饮用适量绿豆汤、赤豆汤、玉米汤、蜂乳、猪腰汤。

6. 放射性皮炎

也多见于放射性治疗后，主要发生在会阴部及肛门区，保持皮肤干燥，穿宽松、柔软的内衣裤及减少局部皮肤的摩擦。中医药可以使用烫伤膏或如意金黄膏等。

7. 骨髓抑制

多见于放化疗后患者，可选用人参、西洋参、黄芪、黄精、当归、山药、桂圆、枸杞子、大枣、甲鱼、驴皮胶等煲汤，如龙眼、枸杞、大枣煲鳝鱼，乌豆猪骨水鱼汤。

8. 全身症状

如乏力、疲劳，可口服西洋参，还可指压按摩缓解疲劳；如有发热，给予高蛋白、高热量、富含维生素的食物，食疗可予香菇虫草炖土鸭汤。

九、肠癌的常见辨证论治

肠癌分型及方药见图 3-6。

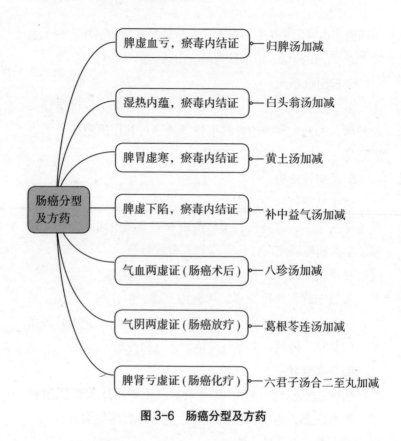

脾虚血亏，瘀毒内结证 —— 归脾汤加减

湿热内蕴，瘀毒内结证 —— 白头翁汤加减

脾胃虚寒，瘀毒内结证 —— 黄土汤加减

肠癌分型及方药

脾虚下陷，瘀毒内结证 —— 补中益气汤加减

气血两虚证（肠癌术后）—— 八珍汤加减

气阴两虚证（肠癌放疗）—— 葛根芩连汤加减

脾肾亏虚证（肠癌化疗）—— 六君子汤合二至丸加减

图 3-6　肠癌分型及方药

十、肠癌的其他康复手段

1. 饮食康复

要注意合理规范自己的饮食，不要暴饮暴食，注意膳食营养均衡，以清淡为主，定时进食，多吃蔬菜、水果和膳食

纤维，适当进食肉蛋奶等优质蛋白；少用冷藏及剩菜等；少吃红肉，如猪肉、羊肉、牛肉等，少用烧、烤、炸，生冷、高脂高糖食物，如奶茶、肥肉、花生、炸鸡、薯条等；少食用含有化学食品添加剂的食物；忌腌制、烟熏、辛温、油腻、荤腥、陈腐、发霉等食物，如腊肉、烧烤、咸鱼、泡菜等；忌食公鸡、鲤鱼、母猪肉、狗肉、韭菜等发物。

2. 功能康复

结直肠癌手术过程中麻醉和手术刺激激活了胃肠道交感神经系统，使得胃肠功能麻痹，蠕动功能减退，患者出现腹胀，长时间的排气、排便减少或停止，容易引起肠胀气、肠粘连、腹壁粘连等并发症，严重者可导致术后肠梗阻。因此，术后早期活动尤为重要，此时的康复干预主要是为了促进患者主动下床活动，合理安排活动时间，督促患者执行。另外，中医的一些特色疗法，如五禽戏、八段锦、针灸推拿均可以促进患者术后的康复。

十一、肠癌随访

肠癌随访流程见图 3-7。

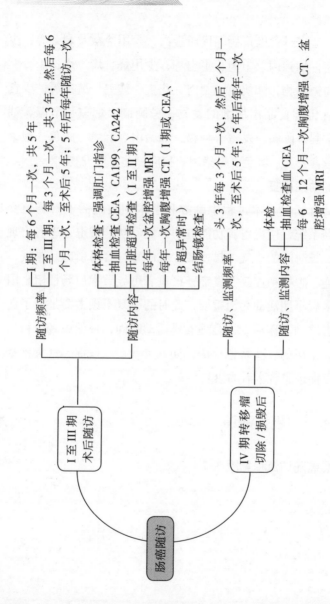

图 3-7 肠癌随访流程

第六节　原发性肝癌

一、什么是原发性肝癌?

原发性肝癌(简称"肝癌")是指原发于肝细胞或肝内胆管上皮细胞的肿瘤。2020年全球新发肝癌病例90.6万,居世界第6位,死亡数为83万,居世界第3位。

二、为什么大多肝癌患者发现即达晚期?

首先,肝脏不太会"痛"。肝脏内部缺乏痛觉神经纤维,即使出现一些小问题,人体也感觉不到明显的不舒服。只有当癌细胞不断生长膨胀,侵犯到肝包膜,人体才会有痛感。因此,当感觉到痛的时候,往往为时已晚。其次,肝脏的代偿能力很强。坏了一部分还能正常工作,正常人的肝脏大约只需要使用1/3就可以满足日常所需,这1/3坏了还有其他肝细胞可以正常运作。可见,肝癌起病隐匿,初期症状难以发觉,病情发展迅猛,大多数患者确诊肝癌时已属中晚期,预后不佳。

三、哪些人容易得肝癌？

1. 慢性肝炎患者

慢性病毒性肝炎是肝癌的最重要危险因素，主要指的是乙肝和丙肝。肝炎病毒可以潜伏在人体内，通过血液、母婴、性行为传播，肝炎持续进展，就成为肝癌发生的温床。

2. 生活在肝癌高发区的人群

从肝癌的地区分布特点来看，华东、华南和东北明显高于西北、西南和华北，沿海高于内地。可能与潮湿、多雨气候容易导致水体、食物受到黄曲霉素等致癌物质的污染有关。黄曲霉素会增加许多肿瘤的发病率，其中就包括了肝癌。

3. 与情绪相关

情绪愤怒、焦虑、抑郁等负性情绪多的人。

4. 经常熬夜的人

情绪抑郁、经常熬夜都会对人体免疫系统造成影响，从而让肝炎病毒"乘虚而入"。

5. 长期嗜酒、高脂饮食等不良饮食习惯的人

肝脏是酒精代谢的主要器官，喝酒越多，肝脏的负担则越大。平均每天摄入酒精量大于 40 g、持续 5 年以上，90%～95% 的人将发生酒精性脂肪肝。20%～40% 的酒精性脂肪肝将发展为酒精性肝炎和肝纤维化，若此时还保持原

量继续饮酒，10 年后，8% ~ 20% 酒精性肝炎将发展为肝硬化，其中 3% ~ 10% 的患者将有可能发生肝癌。

6. 有肝癌家族史者

父母患有肝癌，子女要加强预防及定期检查。

四、得了肝癌有哪些临床表现？

（1）右上腹疼痛：最常见间歇或持续性钝痛或胀痛，可伴有右肩、右背或右腰疼痛，夜间或劳累后尤甚。

（2）消化道症状：食欲减退、消化不良、恶心呕吐、厌油和腹泻。

（3）乏力、消瘦。

（4）发热：一般为低热，呈持续发热或午后低热。

（5）上腹部可触及包块。

（6）黄疸、腹水、下肢浮肿等症状。

（7）肝癌合并肝硬化：可出现蜘蛛痣、腹壁静脉曲张、肝掌、男性乳腺增大等症状，还可出现鼻出血及牙龈出血等消化道出血症状。

五、哪些习惯最伤肝？

1. 加工食物摄入过多

很多食物中有多种防腐剂、色素、人工甜味剂等食品添加剂，含有多种人体较难分解的化学物质，进入人体后会增加肝脏解毒负担。

2. 偏爱油炸食品

油脂和饱和脂肪酸的堆积会导致脂肪肝。不健康食用油会增加心脏病和肝病的危险。相对而言，橄榄油和芝麻油更健康。

3. 吃半生不熟或烧焦的食物

醉虾、生蚝和半生不熟的贝类常带有细菌和寄生虫，一旦发生痢疾、急性肠胃炎等，就容易导致肝病恶化。烹饪过头的烧焦食物（特别是肉食）也容易导致肝脏受损。

4. 用熏腊食物下酒

咸鱼、香肠、腊肉等熏腊食品含盐高，还有大量色素与亚硝酸盐，跟酒一起吃，很伤肝。

六、肝癌的预防

（1）一定要接种乙肝疫苗。

（2）积极治疗慢性肝病。

（3）戒烟戒酒、食物要防霉变。

（4）避免过度劳累。

（5）高危人群定期筛查。

七、肝癌的治疗手段有哪些呢？

肝癌的治疗方法包括了局部治疗和全身治疗。局部治疗中手术切除是早期肝癌的首选治疗方式。而手术治疗又包括肝脏肿瘤的切除和肝移植。此外，放射治疗、肝动脉化疗灌注栓塞、射频消融、微波等也属于局部治疗。肝癌的全身治疗包括全身化疗、靶向治疗和免疫治疗及中医药治疗。

八、中医对肝癌的认识

肝癌可归属于"脾积""肝积""积聚""鼓胀""肥气""黄疸""癖黄""癥瘕"等病证范畴。肝癌病因复杂，归纳其发病要因为"多因相合、癌毒内生"。癌毒为肝癌发病的关键，当癌毒强大时，机体抗癌力不足以抵御，且被消耗减弱，失去制约癌毒能力，癌毒肆虐侵袭，内结恶肉，变生癥积，结于胁肋，发于肝胆，本病乃生。《仁斋直指方》提出："癌者，上高下深，岩穴之状，颗颗累垂……毒根深藏，穿孔透里"；《黄病诸候》描述："气水饮停滞，积聚成瘀……"；宋《圣济总录》记载："积气在腹中，久不瘥……饮食不节，致脏腑气虚弱，饮食不消……久不已，令人身疲而腹大，至死不消"。可见"癌毒、血瘀、脾虚"为肝癌的主要病理表现，且贯穿于肝癌发生发展的全过程。

九、肝癌的常见辨证论治

1.肝瘀脾虚证

主证：肝区胀痛或刺痛，腹胀纳减，舌淡或紫或有瘀斑、瘀点。

次症：面色晦暗，少气懒言，嗳气，恶心，进行性消瘦，乏力或肢楚足肿，大便溏泄，脉弦或涩。

治法：健脾理气，化瘀软坚，清热解毒。

方药：柴芍六君子汤合下瘀血汤加减。

2.脾虚湿困证

主证：腹大胀满，神疲乏力，身重纳呆，肢楚足肿，尿少。

次症：口黏不欲饮，时觉恶心，大便溏稀，舌淡，舌边有齿痕，苔厚腻，脉细弦或滑或濡。

治法：健脾理气，化瘀软坚，利湿解毒。

方药：四君子汤合五皮饮加减。

3.湿热毒结证

主证：肝区胀痛灼热，纳呆，脘闷，便结或黏滞不爽，苔黄腻。

次症：发热，黄疸，口苦口干，心烦易怒，尿黄，舌红，脉数或滑。

治法：清热利湿，化瘀解毒。

方药：茵陈蒿汤加减。

4.肝肾阴虚证

主证：肝区灼痛，腰膝酸软，持续低热或手足心热，舌红少苔或剥苔或光苔。

次症：心烦，头晕失眠，低热盗汗，口渴或渴不欲饮，脉细或细数。

治法：补益肝肾，解毒化瘀。

方药：一贯煎加减。

十、肝癌的其他康复治疗手段

1. 针灸治疗

晚期食欲不振：针刺足三里、脾俞、章门、阳陵泉、胃俞等穴，用平补平泻法。两胁疼痛：针刺期门、支沟、阳陵泉、足三里、太冲等穴，用泻法。呃逆，取内关、脾俞，用平补平泻法。上消化道出血，取穴尺泽、内关、膈俞、列缺、曲泽、合谷。睡眠障碍，可用耳针及耳穴压豆（取穴内分泌神门交感等）。

2. 穴位注射

取 20% ~ 50% 紫河车注射液，每次 10 mL，分别注射于双侧足三里、大椎穴、阿是穴，每日或隔日 1 次。连续注射 15 次为 1 个疗程。适用于肝癌正气虚衰者。

3. 外治法

如意金黄散。主证：肝癌疼痛。治法：清热解毒，消肿止痛。方药：大黄、天花粉、冰片、黄柏、生胆南星、乳香、没药、姜黄、皮硝、芙蓉叶、雄黄。将上药共研细末，将药末加饴糖调成厚糊状，摊于油纸上，厚 3 ~ 5 mm，周径略大于肿块，敷贴于肝区肿块或疼痛处，隔日换药 1 次，2 次为 1 个疗程，如敷药后局部出现丘疹或疱疹则暂停，待局部皮肤恢复正常后再敷。

4.膳食疗法

宜食清淡、易消化、低脂肪食物,如谷类及瘦猪肉、鸡、鱼、虾、蛋和豆制品、蔬菜、水果等。忌油腻性食物及高动物脂肪食物,如肥肉、花生、核桃等;忌坚硬、黏滞不易消化的食物,如牛肉干、锅巴、年糕、粽子等;忌粗纤维、对肠道刺激的食物,如韭菜、芹菜等;忌霉变、油煎炸炒、烟熏、腌制食物,如咸鱼、泡菜、炸鸡、薯条等;忌公鸡、西洋鸭(番鸭)、鲤鱼、狗肉、虾、蟹、螺、蚌、蚕蛹、竹笋、烟、酒等(部分为民间认为的发物)。

总之,肝癌是可防可治的,大家应重视定期体检,早期发现,保持良好生活方式,预防"酒精肝""脂肪肝",健康饮食、适量运动、不滥用药物等。一旦确诊肝癌应尽早规范化治疗,提倡中西结合,以提高患者生活质量,降低肝癌复发转移率,延长生存期。

第七节　胰腺癌

一、什么是胰腺癌?

胰腺癌是一组主要起源于胰腺导管上皮腺泡的恶性肿瘤。我国胰腺癌发病率位于恶性肿瘤发病率的第 8 位,好发于中老年人群,经济发达地区的患病人群高于贫困地区,其总体 5 年生存率不到 5%。

二、为什么不少胰腺癌患者发现即达晚期?

胰腺癌起病隐匿,患者早期临床症状不典型,可表现为上腹部不适、腰背部痛、消化不良或腹泻等,易与其他消化系统疾病的症状相混淆。

三、哪些人容易得胰腺癌?

1. 长期吸烟的人

吸烟是目前唯一被公认的、对胰腺癌发病有确定作用的危险因素。研究表明,吸烟的胰腺癌患者比不吸烟的胰腺癌患者死亡风险高 1.6 ~ 3.1 倍,且吸烟量越多胰腺癌的发病率越高。

2. 不良饮食习惯

甜食、肉食、油炸食物摄入过多,蔬菜、水果、粗粮摄入太少,高脂肪、高蛋白质的"大鱼大肉"饮食习惯会刺激胃肠道释放出缩胆囊素和其他激素,增加了胰腺对致癌物质的敏感性,加速正常细胞变异的时间。同时食物中的氨基酸和蛋白质在高温油炸时,会分解出可诱发胰腺癌的杂环胺类物质,常吃油炸食品则会增加患胰腺癌的危险概率。

3. 肥胖人群

尤其是体质指数(BMI)$\geq 35 \, \text{kg/m}^2$ 时,胰腺癌患病风

险增加 50%。

4. 其他人群

饮酒、慢性胰腺炎、胰腺癌遗传家族史、糖尿病史与胰腺的发生息息相关。

四、胰腺癌有哪些临床表现?

1. 腹部不适或腹痛

是常见的首发症状。多数胰腺癌患者仅表现为上腹部不适或隐痛、钝痛和胀痛等。易与胃肠和肝胆疾病的症状混淆。若还存在胰液出口的梗阻,进食后可出现疼痛或不适加重。中晚期肿瘤侵及腹腔神经丛可出现持续性剧烈腹痛。

2. 消瘦和乏力

80% ~ 90% 胰腺癌患者在疾病初期即有消瘦、乏力、体重减轻,与缺乏食欲、焦虑和肿瘤消耗等有关。

3. 消化道症状

当肿瘤阻塞胆总管下端和胰腺导管时,胆汁和胰液体不能进入十二指肠,常出现消化不良症状。而胰腺外分泌功能损害可能导致腹泻。晚期胰腺癌侵及十二指肠,可导致消化道梗阻或出血。

4. 黄疸

与胆道出口梗阻有关,是胰头癌最主要的临床表现,可伴有皮肤瘙痒、深茶色尿和陶土样便。

5. 其他症状

部分患者可伴有持续或间歇低热，且一般无胆道感染。部分患者还可出现血糖异常。

五、胰腺癌的预防

（1）戒烟限酒势在必行。

（2）调整饮食习惯，不吃烧焦和烤焦的食品，尽量少食高脂、高油、油炸、多盐的食物，同时需注意保持谷类、豆类、甘薯等粗粮作为膳食的重要补充，每天多摄入一些新鲜蔬菜和水果。

（3）药食同源，部分食品兼具食疗抗癌作用，可有针对性地选择应用，提倡食用十字花科蔬菜，如青菜、白菜、萝卜及西兰花等。

（4）提倡户外有氧活动。

（5）为防止良性病变恶化，有胰管结石、导管内黏液乳头状瘤和囊性腺瘤或其他胰腺良性病变患者应及时就医。

（6）注重定期体检。

六、胰腺癌有哪些常用治疗手段

胰腺癌的治疗主要包括手术治疗、放射治疗、化学治疗、介入治疗和最佳支持治疗以及中医中药治疗。胰腺癌患者确诊时多属于中晚期，失去手术机会，且对化疗、放疗等治疗手段不敏感，预后不佳，而中医药治疗占有较为重要的地位。

七、中医对胰腺癌的认识

胰腺癌可归为中医"癥瘕""积聚""黄疸""伏梁""癌毒"等范畴。胰腺癌主要病机为"肝郁脾虚、湿浊阻遏、瘀毒互结"。

八、胰腺癌的常见辨证论治

胰腺癌以"肝郁脾虚、湿浊阻遏、瘀毒互结"为主，常兼夹肝郁蕴热、水湿内停、气血亏虚、肝肾不足等证，当以"健脾理气、利湿化浊、解毒化瘀"为基本治法，配合利水消肿、降逆和胃、散结止痛、滋补肝肾、通利二便等法。早期以实证为主；中期以虚实夹杂为主，晚期以虚证为主。早期治疗以疏肝健脾、解毒化瘀为主；中期以扶正培本、解毒化瘀为主；晚期以扶正培本为主，解毒化瘀为辅。

1. 湿浊阻遏证

主证：胸脘痞闷，头晕身困，恶心欲呕，纳呆，腹部隐痛，身目俱黄，黄色晦暗，口干不欲饮，大便溏薄，舌质淡，苔白腻，脉沉细或沉迟。

治法：健脾利湿，化浊解毒。

方药：茵陈五苓散加味。

2. 气滞血瘀证

主证：脘腹胀满，恶心呕吐或呃逆，上腹疼痛呈持续性，痛处固定，腹中痞块，面色晦暗，形体消瘦，舌质青紫，或有瘀斑，苔薄，脉弦细或涩。

治法：行气化瘀，软坚散结。

方药：膈下逐瘀汤加减。

3. 肝郁蕴热证

主证：脘胁胀满，腹痛拒按，身目发黄，纳呆，嗳气恶心，烦躁易怒，发热，小便黄赤，大便干结，舌质红而燥，苔黄厚腻，脉弦数或滑数。

治法：疏肝解郁，清热解毒。

方药：柴胡疏肝散加减。

4. 气血两虚证

主证：腹胀隐痛，扪及包块，纳差，倦怠乏力，全身消瘦，面色萎黄，舌质淡，或有瘀点、瘀斑，苔薄白，脉沉细。

治法：益气养血，化瘀散结。

方药：十全大补汤加减。

九、胰腺癌的其他康复治疗

1. 针灸治疗

癌痛针刺：神门、交感、胰胆、胰俞、三焦俞、足三里、三阴交和阳陵泉，耳穴取神门、交感、胰胆、阿是穴。睡眠障碍，可用耳针及耳穴压豆（取穴内分泌、神门、交感等）。

2. 膳食疗法

宜食清淡、易消化、低脂肪食物。

（1）为了增强机体的免疫功能，可适当选用山药、香菇、蘑菇、银耳、百合、芦笋等食品，切忌过分忌口和盲目滋补。

（2）术后患者脾胃虚弱而食少、腹胀、便溏，应以健脾和胃的食物加以调补，如山药、茯苓、莲子、鸡内金、麦芽等。

（3）并发腹胀、腹水时，宜多食淡渗利尿的食物，如红小豆、薏苡仁、荞麦、陈皮、茯苓、山楂、白扁豆、莲子等食物；忌壅气类食物，如芋艿、番薯、洋葱、南瓜之类。

（4）化疗期间，并发恶心呕吐时，可将生姜切成片状让患者含服或者饮用生姜橘皮茶（生姜、葱白、干橘皮、蜂蜜适量），止呕效果好。

（5）化疗后引起的骨髓抑制，导致白细胞、血红蛋白下降，可食用有助于升白细胞、血红蛋白的食物，如黑鱼、黄鳝、牛肉、羊肉、牛骨髓、红皮花生、蛋奶类。推荐食谱：鳝鱼骨血汤。食材：小把鳝鱼骨血、水、盐巴适量。做法：鳝鱼骨血加水 3 碗，加入适量盐，小火慢炖至汤水 1 碗。

3. 穴位贴敷

癌痛散由南星、川乌、白芷、金银花、小茴香五味药组成，具有行气止痛、化痰散瘀、消癌解毒的疗效。

4. 适度锻炼

选择中医传统功法，如五禽戏、八段锦等，可调和气血、通畅经络，有利于身体的恢复，防止病情的复发。

第八节　宫颈癌

一、什么是宫颈癌？

宫颈癌（cervical cancer），又称子宫颈癌，通常是指发生在宫颈阴道部或移行带的鳞状上皮细胞及颈管内膜的柱状上皮细胞交界处的恶性肿瘤，是目前唯一已经明确病因的恶性肿瘤，是可以早期发现、早期预防、临床治愈的肿瘤。我国宫颈癌发病率居女性生殖系统恶性肿瘤发病率第 2 位，仅次于乳腺癌，每年新发病例为 13 万例，每年死亡病例为 5.3 万例，约占全部女性恶性肿瘤死亡人数的 18.4%。

二、宫颈癌有哪些临床表现？

（1）早期宫颈癌无明显临床表现，部分早期浸润性癌患者会表现为接触性阴道流血（性生活后或妇科检查后出血），或不规则阴道流血（月经间期、绝经后）。其他症状包括异味白带、性交困难、盆腔疼痛等。这些症状无特异性，故宫颈癌确诊时往往已是中晚期，故而规律进行宫颈癌筛查尤为重要。

（2）晚期由于肿瘤侵犯到了邻近周围的组织或器官，如压迫直肠、侵犯膀胱、盆腔神经等，患者会出现盆腔疼痛、下肢水肿、尿频、尿急、排尿困难、肛门坠胀感、下腹和腿部肿痛等症状，提示预后不良。更晚期，会导致输尿管梗阻、肾盂积水，肾功能损坏等。

（3）疾病末期，患者出现厌食、体重下降、味觉缺失、大小便困难、贫血、乏力和阴道大出血等全身症状。

三、什么样的人容易患宫颈癌？

高危型 HPV（人乳头状瘤病毒）的持续感染是宫颈癌的主要危险因素，90% 以上的宫颈癌伴有高危型 HPV 感染，HPV（16、18、31、33、45、56 亚型）导致了 80% 的宫颈浸润癌。

其他危险因素还包括初次性生活小于 16 岁、初产年龄小、多个性伴侣、多孕多产、吸烟、社会经济状况低下、性传播疾病史、免疫缺陷、口服避孕药等。

四、哪些途径可能感染 HPV ？

HPV 的传播途径一般包括以下 3 种。

1. 性传播

是主要传播途径。HPV 病毒会通过有多个性伴侣、不安全性行为，以及性伴感染史来传播。

2. 接触传播

分为直接接触和间接接触。直接接触为亲密接触传播，如接吻、触摸等；间接接触感染主要通过坐便器、内裤、浴巾、浴盆、游泳池或者便后没有洗手引起感染，甚至一些妇科检查的时候也可以交叉感染 HPV。

3. 母婴传播

HPV 感染的孕妇生殖道内有病毒，引起婴儿感染 HPV 病毒。

五、HPV 阳性怎么办？

先冷静，别惊慌，并不是感染了 HPV 就一定会发展成宫颈癌。

HPV 有 100 多种亚型，分为低危型和高危型，高危型与恶性肿瘤关系密切，其中又以"恶中之花"HPV16 型和 18型为代表，超过 84.5% 的宫颈癌由 HPV16 和 HPV18 型病毒感染（图 3-8）。

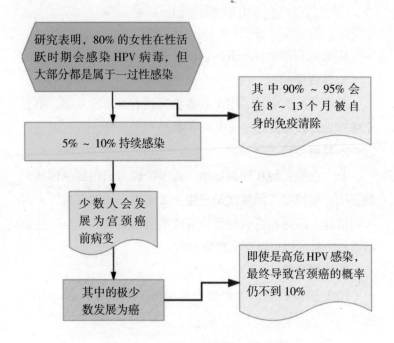

研究表明，80% 的女性在性活跃时期会感染 HPV 病毒，但大部分都是属于一过性感染

其中 90% ~ 95% 会在 8 ~ 13 个月被自身的免疫清除

5% ~ 10% 持续感染

少数人会发展为宫颈癌前病变

即使是高危 HPV 感染，最终导致宫颈癌的概率仍不到 10%

其中的极少数发展为癌

图 3-8　从"HPV"感染到"宫颈癌"

在发现 HPV 阳性后，定期复查最重要。

（1）当检查结果显示 HPV16/18 型阳性，需要进一步做阴道镜检查看是否有宫颈异常区域，必要时做宫颈活检。

（2）若是其他类型 HPV 阳性；如果细胞学检查（TCT）正常，1 年后复查 HPV 和细胞学检查（TCT）即可；如果细胞学检查（TCT）提示非典型鳞状细胞或其他异常，同样需要做阴道镜，必要时活检明确是否有宫颈病变。

六、宫颈癌的预防

一级预防：接种 HPV 疫苗→二级预防：进行宫颈癌筛查→三级预防：及时治疗宫颈高级别病变。

1.HPV 疫苗

各类型 HPV 疫苗的产地、适用人群及价格等信息见表3-1。

表 3-1　各类型 HPV 疫苗的产地、适用人群及价格等信息

疫苗类型	产地	厂商	能预防的HPV亚型感染	适用人群	接种周期	每剂价格	功效
国产二价	中国	厦门万泰	16、18	9～45周岁女性	第0、1、6个月	349元	可预防70%的宫颈癌
进口二价	英国	葛兰素史克	16、18	9～45周岁女性	第0、1、6个月	600元	可预防70%的宫颈癌
进口四价	美国	默沙东	6、11、16、18	9～45周岁女性	第0、2、6个月	818元	可预防70%宫颈癌和90%尖锐湿疣

续表

疫苗类型	产地	厂商	能预防的HPV亚型感染	适用人群	接种周期	每剂价格	功效
进口九价	美国	默沙东	6、11、16、18、31、33、45、52、56	9～26周岁女性	第0、2、6个月	1318元	可预防90%宫颈癌，85%阴道癌，80%宫颈癌前病变，50%低级别宫颈病变及尖锐湿疣，95%肛门癌

注：HPV疫苗并非活病毒，而是经过基因重组技术组装的病毒蛋白颗粒疫苗，所以疫苗本身不是病毒，是蛋白，没有病毒的功能，因此不会因接种而感染。

2. 宫颈癌筛查

所有女性在25岁后都应接受宫颈癌筛查。宫颈癌疫苗是预防性疫苗，不是治疗性疫苗，不能取代常规的宫颈癌筛查。《2020版ASCCP宫颈癌最新筛查指南》给出以下建议（表3-2）。

表 3-2　2020 版 ASCCP 宫颈癌最新筛查指南

人群	筛选建议
年龄 <25 岁	不推荐筛查
年龄 25 ~ 65 岁	①首选 5 年一次单独 HPV 检查 (首选方案)
	②如果无法进行 HPV 一线筛查，可以采用首选 5 年一次 HPV+ 细胞学联合筛查或 3 年一次细胞学筛查 (可接受的方案)
年龄 >65 岁	①如果在过去 25 年内没有 CIN2+ 病史，并且在之前 10 年内进行了充分的筛查并且结果为正常，可以终止筛查 (合理建议)。充分的筛查是指过去 10 年内连续 2 次 HPV 检测阴性，或者 2 次联合筛查双阴性，或者 3 次细胞学阴性，并且最近一次检查是在过去 3 ~ 5 年内进行的
	②若无足够的记录证明先前的筛查符合停止筛查的标准，则 >65 岁且没有影响预期寿命疾病的女性，应继续筛查，直到符合停止筛查的标准
预期寿命有限	不管年龄大小，都可以停止宫颈癌筛查
子宫切除术后	无宫颈，且在过去 25 年内没有 CIN2+ 及以上病变者无须筛查
HPV 疫苗接种后	遵循上述针对不同年龄的筛查建议 (与未接种疫苗的个人相同)

七、宫颈癌的治疗手段有哪些呢？

宫颈癌患者的治疗由肿瘤的初始分期和病变范围决定，具体治疗手段包括表面消融治疗、子宫切除术、放射治疗、同步放化疗等。

八、宫颈癌常见辨证论治

宫颈癌常见中医辨证分型见表 3-3。

表 3-3　宫颈癌常见中医辨证分型

证型	主证特点	舌脉	治法	选方
湿热瘀毒证	时有阴道流血，带下量多或较多，色黄，成黄赤带下，或色如米泔，其味腥臭，尿黄便干，腹痛下坠感，口干口苦	舌质暗红或正常，苔黄或黄腻，脉弦数或弦滑	清热利湿解毒化瘀	黄柏解毒汤加减
气滞血瘀证	漏下暗色血块，少腹积块，胀痛或刺痛，痛引腰下，带下不多，消瘦	舌质暗或有瘀点、瘀斑，苔薄白或黄，脉弦涩	行气活血软坚散结	少腹逐瘀汤加减

续表

证型	主证特点	舌脉	治法	选方
肝肾阴虚证	时有阴道流血，量少，色暗或鲜红，腰酸背痛，头晕耳鸣，目眩口干，手足心热，夜寐不安，易怒形瘦，时有颧红，便干尿黄	舌质红，苔少或有剥苔，脉弦细或数	补益肝肾解毒散结	二至丸合知柏地黄丸加减
脾肾两虚证	时有少量阴道流血，色青紫，神疲乏力，腰酸膝冷，纳少，少腹坠胀，白带清稀而多，或有四肢困倦，畏冷，大便先干后溏	舌质胖、淡，苔白润，脉细或缓	温补脾肾化湿解毒	附子理中汤合补中益气汤加减

在辨证论治的基础上，可以加用 2～4 味具有明确抗癌作用的中草药，如莪术、半枝莲、白花蛇舌草、蚤休、龙葵、菝葜、山慈菇、土茯苓、夏枯草，以及蜈蚣、壁虎、全蝎、水蛭、土鳖虫等虫类药，起到搜剔经络、攻坚破积、活血祛瘀、消痈散肿之效。常用中成药有小金胶囊、金龙胶囊、榄香烯注射液、鸦胆子注射液、艾迪注射液、复方苦参注射液、康艾注射液、消癌平注射液等。

九、宫颈癌常见症状的中医康复

（一）症状康复

1.阴道出血

中药汤剂在辨证论治的基础上，酌选三七粉（冲服）、丹皮等，出血量多则加白茅根、茜草等。

2.外阴及肛门周围皮肤瘙痒

中药熏洗药用：黄连、地肤子、紫草、黄柏、百部、蛇床子、防风、花椒、冰片，局部皮肤有破溃者去花椒，加枯矾。上药加水煎30分钟，取汁2500～3500 mL溶入冰片、枯矾，每日2次。用时先熏后洗，每次坐浴20～30分钟。治疗期间注意保持外阴及肛门周围皮肤的清洁、干燥，忌刺激皮肤。

3.盆腔淋巴囊肿

是盆腔淋巴结切除术后常见的并发症，增大的淋巴囊肿可引起压迫症状，压迫血管可引起下肢静脉回流障碍、下肢静脉血栓，压迫输尿管可导致输尿管梗阻及肾盂积水等；若发生感染则加重症状且可形成盆腔脓肿。可以在局部病灶进行贴敷和穴位贴敷。在常规治疗基础上，将大黄、芒硝外敷疼痛处。

4.下肢淋巴水肿

下肢继发性淋巴水肿是行盆腔淋巴结切除术后常见并

发症之一。可以采取以下几种方法。①中药内服。根据湿热阻滞、气虚血瘀、阳虚湿阻等不同证型，分型论治，以益气活血化瘀、渗湿利水消肿为总则，分别运用萆薢消肿丸、黄芪桂枝温补方或补阳还五汤合防己茯苓汤、加味五苓散或济生肾气丸、桃红四物汤等。②中药外治。"湿瘀互结"型下肢淋巴水肿，常选外治药物：独活、乳香、细辛、川芎、炙黄芪、白术、山药、红花、苏木、艾叶等，可结合温热疗法（中药熏蒸及浸泡），加速血液循环，借助热力将中药的有效成分通过皮肤吸收发挥疗效。针对"湿热下注"型下肢淋巴水肿在外敷中药的选择上，以清热消肿止痛为主，常用芒硝和冰片。③针刺疗法。在辨证的基础上进行治疗选穴，如脾肾两虚、水湿壅阻型水肿，取穴三阴交、阴陵泉、气海、三焦俞、石门、水分穴、太溪、肾俞；寒凝血瘀型于患侧取穴足三里、阴陵泉、太冲、血海、三阴交、阿是穴以健脾行气，破瘀除陈，于足三里、阿是穴行温针灸，"温而通之"。④推拿按摩。采用一指禅法、指摩法和指推法，于患者下肢足三阴经循经按摩，取穴太溪、复溜、三阴交、阴陵泉、曲泉。

5. 放射性肠炎

临床上有 50%～70% 接受盆腔放疗的患者可出现放射性肠炎，其中以放射性直肠炎最为常见，多以腹痛、腹泻、完谷不化、便血、黏液便、里急后重为主要表现。①汤药选用凉血宽肠汤和痛泻要方等。②腹部灸法。方法：按同身寸法取穴（神阙、关元、气海穴），将点燃的艾条于腹部穴位温和灸施灸30分钟，治疗过程中观察并询问患者有无不适，及时处理艾灰，防烫伤。治疗时间为1次/天，从放疗开始持续到放疗结束后。③中药保留灌肠。中药组方：仙鹤草、黄芪、黄精、枸杞子、麦冬，将上药用水浸泡30分钟，煎煮25分钟，取汁100 mL备用，灌肠前加温至38～40 ℃。放射治疗开始的当天同时用中药80～100 mL于患者晚饭后至睡觉前予保留灌肠，1次/天，连续3次。④放疗同时予耳穴压豆。贴敷胃、贲门、脾、大肠、小肠、直肠、脾7穴位，另一耳贴敷神门、交感、皮质下3穴，每日轮换。嘱患者每日于早中晚按压3次，每次2～3分钟，按压力度以穴位局部有酸胀感为准。

6. 放射性膀胱炎

临床表现为尿频、尿急甚至尿血、小便灼热疼痛、口干便干、舌暗红苔黄、脉数无力等。常见证型有热毒下注、热结津亏、肝肾亏虚等。治宜养阴清热、解毒化瘀、滋补肝肾等。方剂有八正散、小蓟饮子、六味地黄汤等。

（二）饮食康复

1. 辨证饮食调护

①湿热瘀毒者，以清热利湿，解毒化瘀为主，可食用苦瓜、柠檬、香菇等食物，食用烹饪菱角薏米粥进行食疗。

②气滞血瘀者，以散结理气，活血化瘀为主，可多食丝

瓜、海带、紫菜、木耳、山楂等食物。利用海带汤食疗。

③脾肾两虚者，以健脾补肾为主，食用山药粉、薏米粥、动物肝、甲鱼、乌鱼、猪瘦肉、鸡汤、阿胶、木耳、红枣、枸杞子、莲藕、香蕉、山楂、麦芽等。选取莲藕小米粥进行食疗。

④肝肾阴虚者，补肝益肾，养血滋阴为主，可食用猪肝、山药粉、桂圆肉、桑椹、黑芝麻、枸杞子、青菜、莲藕、牛肉、猪肝、莲藕、木耳、菠菜、芹菜、石榴等。

⑤气血两虚者，以益气养血、补肾健脾为饮食原则，帮助其选择大枣、龙眼肉、香菇、黑芝麻、银耳、山药等食物。大枣小米粥为其食疗方。

⑥严重营养失衡者，建议多吃鱼、鸡、鸭、牛、豆制品等高蛋白食物，还可结合十全大补汤水煎服或与鸡、鸭同炖。

2. 化疗患者的饮食康复

化疗期间最常见的副作用是骨髓抑制和消化系统功能紊乱，常表现为恶心呕吐，食欲减退，白细胞、血小板计数减少等，食疗应以理气和胃、降逆止呕、补髓生精为主，常选用陈皮、白萝卜、山楂、金橘、山药、大枣、牛奶、龙眼肉、蜂蜜、生姜、黑木耳、猪肝、花生仁、甲鱼、猪骨等。恶心、呕吐脾胃不和者，可用陈皮、柿蒂、竹茹、姜片、甘草等煎水当茶饮；血红蛋白降低者，可多食含铁丰富的食物如肝脏、乌鸡、木耳、蛋黄、菠菜、红枣、花生，结合自制补血配方：当归、黄芪、龙眼肉、茯苓、鹿角霜、补骨脂、枸杞、鸡血藤、女贞子、阿胶，如血小板也降低可加仙鹤草、大枣、鳖甲。

3. 放疗患者的饮食康复

放疗前应积极治疗患者的全身性疾病和改善一般营养状况，更加注意饮食养护。有研究发现，消瘦患者接受盆腔放疗后，发生放射性直肠损伤的比例可能增高，此外，合并盆腔炎、高血压、糖尿病等可加重放射性直肠损伤。放疗期间应多饮水，多吃高蛋白、高热量及富含维生素，清淡、易消化、纤维素含量少的食物，少量多餐，尽量避免摄入对胃肠道刺激较大的食物及易产气的食物，如辣椒、胡椒、大蒜、土豆、膨化食品等，不食生冷或凉拌的食物，以免引起肠道过敏不适。

放疗后，患者血液黏滞，表现为口干、咽燥、舌红等津液亏耗的症状，饮食中应增加养阴生津的食物，如萝卜汁、黄瓜、荸荠、莴苣、梨子、银耳、鸭肉、百合、甲鱼、赤小豆、绿豆等。

4. 养成良好的饮食习惯

宫颈癌治疗全程都宜食用富有营养的高蛋白、高维生素的饮食以增强体质，以及新鲜水果蔬菜，忌用烟酒、辛辣刺激食物和生冷、油腻厚味饮食，保持大便通畅。还应多吃黄豆与豆制品，如豆腐或豆浆，因为这些食物可以补充植物性雌激素，其内含的异黄酮素、木质素都被认为有抗氧化的作用，能抑制子宫颈腺癌与鳞状表皮细胞癌生长，减少癌细胞的分裂，同时有效地阻止肿瘤转移。

宫颈肿瘤早期的时候对消化道功能一般影响较小，以增强患者抗病能力，提高免疫功能为主，这时宫颈肿瘤的饮食保健应尽可能地补给营养物质，蛋白质、糖、脂肪、维生素等均可合理食用。当患者阴道出血多时，应服用些补血、止血、抗癌的食品，如藕、薏苡仁、山楂、黑木耳、乌梅等。当患者白带多且呈水样时，宜滋补，如甲鱼、鸽蛋、鸡肉等。当患者带下多黏稠，气味臭时，宜食清淡利湿之品，如薏苡仁、赤小豆、白茅根等。

（三）功能康复

宫颈癌手术切除广泛宫旁组织可造成盆腔自主神经损伤，导致膀胱功能障碍、直肠功能障碍和性功能障碍等，尤其是膀胱功能障碍发生率高达 30% ~ 80%。

1. 膀胱功能障碍

是宫颈癌术后常见的并发症，主要机制为盆腔自主神经损伤。宫颈癌最常见的转移途径是局部扩散及淋巴转移，因此其手术切除范围较广，包括子宫旁 3 cm 以内的韧带及组织，从而造成盆底肌肉、组织、血管、韧带等损伤。术时不可避免地切断或损伤了夹杂在韧带间的神经纤维，从而造成神经性膀胱麻痹，使膀胱逼尿肌无力，收缩不全，导致排尿困难、术后顽固性尿潴留等并发症。属中医的"癃闭"范畴，因术后耗伤精气，肾阳不足，命门失衰，膀胱气化失司所致。治则为培补中气，调理膀胱气化，通利小便，扶正祛邪为主。

①内服五苓散加减治疗。药用：猪苓、泽泻、白术、茯苓、桂枝，或热敷下腹，也可用中药外敷疗效更好。药用：小茴香、细辛、肉桂、乌药等中药研细，外敷。

②电针治疗。取穴气海、关元、中极、阴陵泉、足三里和三阴交，采取平补平泻针法。

2. 直肠功能障碍

其发生的主要原因是宫颈癌手术对盆丛的直肠丛损伤，其主要表现为便秘与大便不净感。可以使用番泻叶冲泡来通便。

3. 性功能障碍

指女性个体不能参与其所期望的性行为，且在性行为过程中不能得到或难以得到满足，包括性唤起困难、性高潮障碍、性交痛、阴道痉挛、自觉阴道弹性下降、自觉阴道长度缩短、性生活阴道干燥。手术或放疗会对患者性功能带来一定的影响，使患者卵巢功能丧失，同时使生殖器官解剖结构发生改变，盆丛的子宫阴道丛损伤会引起阴蒂勃起困难。但是由于肾上腺皮质激素的作用及阴道良好的延展性，通过积极的办法，无论手术后还是放疗后，患者都可以拥有满意的性生活。可进行健康教育及心理咨询；建议尝试使用阴道润滑剂和保湿剂、阴道雌激素、阴道扩张器。

生命在于运动，运动促进健康。宫颈癌康复期的患者，应根据机体的体质状况，适量参加散步，做保健操，练习太极拳、气功等，既可以增加食欲，又可以恢复体力，增强体质，提高身体的免疫功能，达到防癌抗癌，使机体康复的目的。

第九节　卵巢癌

一、什么是卵巢癌？

卵巢癌指发生在卵巢的恶性肿瘤性疾病。2020年卵巢癌全球新发病例为31.3万，死亡数为20.7万，我国发病例为5.5万，死亡数为3.8万。卵巢癌高发年龄在50岁以上。

二、为什么卵巢癌被称为"安静的疾病"？

由于卵巢癌一般没有症状，直到肿瘤足够大，盆腔检查时被发现；或癌细胞扩散到其他器官时，症状才出现。所以，卵巢癌被称为"安静的疾病"。卵巢深藏在盆腔内部，同时腹腔内脏器的定位不如肢体、躯干等准确，肿瘤早期并没有特异性症状，要发展到一定的程度或出现腹水等晚期症状时才会被患者发现，且病情发展迅速，易发生腹腔内转移，患者就诊时往往处于晚期。

三、哪些人容易得卵巢癌？

1. 卵巢癌家族史人群

有遗传性卵巢癌家族史的人群。当家族中有直系亲属患卵巢癌时，家族中女性个体患病的概率增加。

2. 单身女性

独身者的卵巢癌发病率较已婚者高 60%～70%。

3. 性格急躁、长期受精神刺激的人

精神因素对卵巢癌的发生发展有一定的影响，性格急躁、长期精神刺激可导致宿主免疫监视系统受损，对肿瘤生长有促进作用。

4. 受工业烟雾污染的人

卵巢对工业城市的烟雾污染相当敏感，其中所含的多环芳香烃化合物，如苯并芘经血流进入卵巢后，可被卵巢细胞中碱性磷酸酶转化为具有更强反应的形式，主要破坏卵母细胞。

5. 长期吸烟的人

卵巢对吸烟也很敏感，吸烟女性闭经早，卵巢癌发病率高。

6. 其他

经常接触滑石粉、石棉的女性患卵巢癌的概率也较高。

四、得了卵巢癌有哪些常见症状？

1. 腹水

肿瘤生长迅速，短期内可有腹胀、腹部肿块及腹水表现。少量腹水可能没有症状，通过 B 超、CT 等影像学检查发现；大量腹水，可能出现腹胀等消化道症状。

2. 腹痛、腰痛

当肿瘤向周围组织浸润或压迫神经时，可引起腹痛、腰痛或坐骨神经痛。

3. 卵巢增大

体检或其他疾病诊断时发现卵巢增大，需进一步检查确诊。

4. 下肢水肿、会阴部水肿

若肿瘤局部压迫盆腔内血管或淋巴管回流，可导致回流受阻，出现下肢水肿、会阴部水肿等症状。

5. 月经紊乱

癌组织破坏双侧卵巢，影响正常卵巢细胞分泌雌激素的功能，导致雌激素分泌障碍，可引起月经失调、闭经或提前绝经。此外，若为功能性肿瘤，可产生相应的雌激素或雄激素过多的症状，如引起早期功能失调性子宫出血、绝经后阴道出血或出现男性化征象。

6. 恶病质

晚期患者则表现为明显消瘦、严重贫血等恶病质现象。

7. 妇科检查

妇科检查时可在阴道后穹窿触及散在的坚硬结节、肿块，多为双侧性、实质性，表面凹凸不平，固定不动，常伴有血性腹水。有时在腹股沟、腋下或锁骨上可触及肿大的淋巴结。

五、卵巢癌的常见检查手段有哪些？

（1）细胞学诊断：脱落细胞学检查和细针穿刺吸取法。

（2）影像学检查：B 超、CT 扫描和 MRI 检查。

（3）肿瘤标志物测定：血清卵巢上皮相关抗原 CA125、甲胎蛋白（AFP）、人绒毛膜促性腺激素（HCG）和血清乳酸脱氢酶（LDH）。

（4）剖腹探查或腔镜探查和肿瘤的组织学检查。

六、卵巢癌的预防

1. 预防高危因素

目前认为，预防性卵巢切除对于明确有 *BRCA1*、*BRCA2* 基因突变的遗传性卵巢癌综合征家族成员，是最有效地降低卵巢癌风险的措施；预防性药物应用，多种药物可降低卵巢癌风险，包括维生素 D、非甾体类消炎药、口服避孕药等。

连续使用口服避孕药达 6 年以上，可以很大程度地降低卵巢癌发病率；高危人群监测和干预，对于有肿瘤家族史，尤其是有卵巢癌、乳腺癌、直肠癌家族史的妇女，或遗传性卵巢癌综合征家族成员，进行遗传咨询，并检测基因突变情况，以判断卵巢癌发生风险；对于年轻的高危妇女，推荐应用口服避孕药，并建议其完成生育后要行预防性卵巢切除等。

2. 早发现，早诊断，早治疗

普通人群的卵巢癌筛查可发现癌前或癌早期病变，建议以 50 岁以上绝经期妇女为主要筛查对象，主要方法是经阴道超声检查联合血清 CA125 检测，每年 1 次。发现异常者，应缩短间隔时间重复筛查或连续追踪；定期普查，建议 35 ~ 40 岁以上尤其是绝经后妇女，每 6 个月至 1 年行妇科检查或超声检查 1 次，必要时可重复经阴道超声检查；剖腹探查，对绝经后有卵巢综合征，青春前期的附件包块，任何年龄的卵巢实性肿瘤，生理期 > 10 cm 的附件囊性包块或 4 ~ 8 cm 肿瘤，持续 2 ~ 3 个月以上，附件炎或子宫内膜异位包块，行剖腹探查。

3. 生活环境保护

控制环境污染，戒烟，少接触或不接触滑石粉、石棉等有害物质，改变饮食习惯，加强高蛋白、富含维生素 A 的饮食，避免高胆固醇食物，少食高脂肪食品，荤素搭配，减少精神刺激，保持心情舒畅等，均有助于减少卵巢癌发生。

七、卵巢癌的治疗手段有哪些呢?

卵巢癌的基本治疗原则是以手术为主,在肿瘤细胞减少的基础上辅以化疗、放疗、生物靶向治疗等综合治疗,在整个病程中可辅以中医药治疗,并视患者病情、年龄、对生育的要求等不同情况采取个体化实施方案,以达到最大限度地消灭肿瘤。

八、中医对卵巢癌的认识

卵巢癌归属于"瘕聚",最早记载在《素问·骨空论》"任脉为病……女子带下瘕聚"。《灵枢·水胀篇》以"石瘕""肠覃"分别记述。卵巢癌的中医病因病机主要是正气不足,卫外不固,风、寒、湿、热之邪侵犯于内,导致脏腑功能失常,更无力驱邪外出,日久气机阻滞,痰饮、瘀血、湿浊等有形之邪在局部凝结不散,停聚下腹胞宫,日久化生积聚。病位在卵巢,其发生与冲任及脏腑气血功能失调有关。病理因素以气滞、水湿、瘀毒为主。

九、卵巢癌的常见辨证论治

1. 湿热蕴毒证

主症:腹部肿块,腰腹坠胀不适,伴有少量腹水,口干口苦，不欲饮，纳差，大便干燥，尿黄灼热，白带黄，或伴阴道不规则出血，舌质红，苔黄腻，脉滑或滑数。

治法：清热利湿，解毒散结。

方药：四妙丸加减。

2. 气滞血瘀证

主症：腹部肿块坚硬，腹胀腹痛，疼痛固定、拒按、夜间加重，乳房胀痛，情志不畅，经色紫暗夹有血块，形体消瘦，肌肤甲错，神疲乏力，二便不畅，舌紫暗或有瘀斑，苔薄黄，脉细涩或弦。

治法：行气活血，祛瘀散结。

方药：膈下逐瘀汤加减。

3. 痰湿凝聚证

主症：腹部肿块，可伴有腹水，胃脘痞满，恶心呕吐，食欲不振，口渴不欲饮，面虚浮肿，四肢沉重，月经不调，带下量多，舌润，苔白腻，脉濡缓或滑弦。

治法：健脾利湿，化痰散结。

方药：参苓白术散加减。

4. 气阴两虚证

主症：腹部隆满，可触及肿块，坚硬不移，或卵巢癌手术后极度消瘦，少气懒言，精神不振，面色萎黄，自汗或盗汗，纳呆，大便溏薄，腰膝酸软，咽干口燥，舌淡，苔少或无苔，脉细数。

治法：益气养阴，软坚消癥。

方药：六味地黄丸加减。

5. 气血亏虚证

主症：腹部隐痛，或有少腹包块，面色无华，消瘦乏力，精神萎靡，心悸气短，头晕目眩，纳呆，舌质淡，脉细弱或虚大无根。

治法：补气养血，滋补肝肾。

方药：人参养荣汤加减。

十、卵巢癌的其他康复治疗

（一）药膳

1. 参芪健脾汤

原料：高丽参，黄芪，党参，山药，枸杞子，当归，陈皮，桂圆肉，猪排骨或整只鸡，清水适量。

制作：高丽参、黄芪等中药洗净后放入布袋中扎口，和排骨或鸡一起加水炖煮。先武火后文火，煮 2 ~ 3 小时，捞出布袋，加入盐、胡椒等调味品即可。每次 1 小碗，每天 1 次。以上物料可做出 5 小碗，吃肉喝汤。

功效：健脾益肺，开胃壮神。适用于卵巢癌手术后。

2. 益脾饼

原料：白术，干姜，红枣，鸡内金，面粉。

制作：将白术、干姜用纱布包扎紧，与红枣一起放入锅内，加水适量，先用武火烧沸，后用文火熬煮 1 小时左右，除去药包和红枣核，把枣肉搅拌成枣泥待用，将鸡内金研成细粉与面粉、枣泥加水适量和面。以常法烙成薄饼即成。

功效：健脾益气，开胃消食。适用于卵巢癌患者脾胃虚寒，症见腹泻，食欲不振，食后胃痛等症。

3. 补气养血八宝粥

原料：花生仁，莲子肉，核桃仁，薏米，红枣，赤豆，绿豆，粳米。

制作：将上述八物加水适量，同煮为粥。

功效：健脾胃，补气养血。适用于卵巢癌患者气血不足，症见畏寒肢冷，气虚乏力，食少便溏。每日早晚温热食之。

（二）传统运动康复

常推荐气功、太极拳、八段锦等。

十一、防癌抗癌的食谱有哪些呢？

宜多吃新鲜蔬菜、水果，如油菜、菠菜、番茄、洋葱、芦笋、山楂、鲜枣、小白菜、猕猴桃、海带等。恶心严重时可引用菜汁。

宜多吃增强免疫力的食物，如香菇、银耳、黑木耳，以及动物肝脏、鱼肝油、胡萝卜、莴笋叶等富含维生素 A 和胡萝卜素的食物。

　　术后可多食用养身调经、滋补肝肾的食物，如石榴、罗汉果、桂圆、桑椹、黑芝麻、黑木耳、绿豆、鲫鱼、鲤鱼等。

第十节　肾　癌

一、什么是肾癌？

　　肾细胞癌简称肾癌，是起源于肾小管上皮的恶性肿瘤，发病占肾脏恶性肿瘤的 80% ～ 90%。病理类型包括透明细胞癌、乳头状肾细胞癌、嫌色细胞癌和集合管癌等，以及其他少见类型。其中透明细胞癌最常见，其次为乳头状肾细胞癌及嫌色细胞癌，集合管癌等少见。肾癌发病率仅次于前列腺癌及膀胱癌，占泌尿系统肿瘤第三位。

二、肾癌的危险因素

1. 吸烟
吸烟与肾癌发病呈正相关。
2. 肥胖和高血压
高体重指数（BMI）和高血压是与男性肾癌发病危险性升高相关的两个独立因素。

3. 职业

长期接触金属镉、铅的工人，报业印刷工人，焦炭工人，干洗业和石油化工产品工作者，肾癌发病和死亡危险性增加。

4. 放射

长期暴露于某种弱放射源中可能增加患肾癌的风险。

5. 遗传

已明确的遗传性肾癌包括：① VHL（视网膜和中枢神经血管网状细胞瘤）综合征；②遗传性乳头状肾癌；③遗传性平滑肌瘤病肾癌；④ BHD 综合征（一种显性遗传综合征）。

6. 饮食因素

调查发现高摄入乳制品、动物蛋白、脂肪，低摄入水果、蔬菜是肾癌的危险因素。可能增加肾癌危险性的食品及药物，如咖啡、女性激素（雌激素）、解热镇痛药尤其是含非那西丁的药物、利尿剂及红藤草又名"千根"等。

7. 疾病因素

在进行长期维持性血液透析的患者，发现肾癌的病例有增多的现象。因此，透析超过 3 年者应每年行 B 超检查肾脏。有报告糖尿病患者更容易发生肾癌。肾癌患者中 14% 患有糖尿病，是正常人群患糖尿病的 5 倍。

8. 其他

长期血透雌激素水平过高，憋尿等不良生活习惯。

三、肾癌的常见临床表现

1. 典型症状

肾癌典型的三联征为血尿、腰痛和腹部包块。早期肾癌往往缺乏临床表现，当出现典型肾癌三联征时，约60%的患者至少已达临床 T3 期；当出现左侧精索静脉曲张时，提示可能合并左肾静脉瘤栓。

2. 转移灶引起的症状

部分肾癌患者是以转移灶的临床表现为首发症状来就诊的，如骨痛、骨折、咳嗽、咯血等。还会出现颈部淋巴结肿大、继发性精索静脉曲张及双下肢水肿等表现。

3. 伴随症状

主要表现为副肿瘤综合征，部分肾癌细胞分泌的产物能间接引起异常免疫反应，或其他不明原因引起的机体内分泌、神经、消化、造血、骨关节、肾脏及皮肤等系统病变。在转移性肾癌患者中，常见的转移脏器及转移发生率依次为：肺转移（48.4%）、骨转移（23.2%）、肝转移（12.9%）、肾上腺转移（5.2%）、皮肤转移（1.9%）、脑转移（1.3%），以及其他部位转移等（7.1%）。副肿瘤综合征发生率约为30%，表现为高血压、红细胞沉降率增快、红细胞增多症、肝功能异常、高钙血症、高血糖、神经肌肉病变、淀粉样变性、溢乳症、凝血机制异常等。出现副肿瘤综合征的患者预后更差。

四、肾癌的高危人群

1. 男性肥胖人群

体重指数（BMI）与男性患肾癌的风险有关，男性 BMI 增加每 5 kg/m^2，肾癌风险增加 50%；而女性肥胖程度和肾癌的发病比例无明显相关。

2. 长期吸烟和高血压人群

欧洲泌尿外科协会于 2016 年发布的一份报道显示：吸烟显著增加肾癌的发病率。高血压患者高血压持续时间越长，肾癌患病风险越高，这意味着，高血压是肾癌的独立危险因素之一。

3. 喜吃加工肉人群

加工肉同样可能会增加肾癌的风险，因为加工肉中含有大量的硝酸盐和亚硝酸盐，亚硝酸根经一系列反应生成致癌物质——N- 亚硝基化合物，可导致肾脏肿瘤的发生。

4. 其他

如果有遗传性疾病、终末期肾病、家族史、既往接受过腰部放疗这些因素，则被认为肾癌发病风险高，应该接受定期监测。

五、肾癌的治疗手段有哪些？

对局限性或局部进展性（早期或中期）肾癌患者采用以外科手术为主的治疗方式，对转移性肾癌（晚期）应采用以中西医多学科协作为主的综合治疗方式。

六、中医对肾癌的认识

中医学称之为"肾积""痰癖""溺血"等。本病与肾、膀胱、脾、肝等关系密切。腰为肾之府，肾与膀胱互为表里；肾主水，脾主水湿之运化。本病起因多由房劳太过、损伤肾气；或饮食失调、脾失健运；或情志所伤，肝气郁结；或年老体衰，肾虚不足；或起居不慎，身形受寒，邪气自外乘之，以至水湿不化，脾肾两伤，湿毒内生，积于腰府。久而气滞血瘀，凝聚成积块。症见腰痛，少腹胁下按之有物，推之可移。湿毒化热，下注膀胱，烁灼经络、血热妄行，则可见溺血经久不愈。肾为真阴元阳所系，病之初期因溺血不止，而致肾阴虚损；久而阴损及阳，则可见面色㿠白，四肢不温等肾阳虚衰之症。而后日渐食少消瘦，阴阳俱损，终属败证。

七、肾癌的辨证论治

（1）湿热瘀毒证：治宜清热利湿，活血散结。方用加减八正汤。

（2）肾亏湿毒证：治宜益气滋肾，利湿解毒。方用加减左归汤。

（3）脾肾阳虚证：治宜健脾益肾，软坚散结。方用加减附桂地黄汤。

（4）气血双亏证：治宜补气养血，化瘀解毒。方用加减八珍汤。

（5）气血瘀阻证：治宜理气活血，化瘀软坚。方用加减桃红四物汤。

八、肾癌的其他康复手段

1. 日常生活管理

（1）心理护理：患者和家属都要强化对疾病的认识，增强治病的信心，消除焦虑恐惧心理。

（2）饮食方面：应注意营养搭配，增加热量和食物含氮量，饮食宜清淡。

（3）用药方面：应遵医嘱按时用药，并记录用药后的不良反应，出现发热、呕吐等症状应立即就医。

（4）预防基础疾病方面：尤其是预防感冒，注意自我保护，养成规律的起居习惯，适度锻炼。

2. 日常病情监测

监测排尿量；监测出血、感染、气胸等的发生。

3. 特殊注意事项

肾癌患者的日常护理较为复杂，尤其需要注意术前和术后护理。

九、肾癌的预防

（1）不吸烟或尽早戒烟。

（2）多饮水可以降低毒素的有效浓度，不憋尿。减少患肾癌的概率。

（3）少吃高脂肪、高热量食物，坚持运动，控制体重，避免肥胖、高血压。多吃香蕉、胡萝卜及甜菜等果蔬可以明显降低患癌风险。

（4）积极治疗肾囊肿等肾脏疾病，应防止疾病的进一步发展，早日恢复健康。

（5）避免放射线侵害，慎用激素。

（6）养成良好的卫生习惯，不食用霉变腐烂腌制食品。宜用清淡饮食，适当进食鱼、鸡蛋及少量动物瘦肉。

（7）慎用解热镇痛剂，如非那西丁等解热镇痛药物应在医师的指导下使用。

（8）经常参加体育锻炼，增强身体素质，增加机体免疫力。

十、肾癌的随诊

随诊的内容包括：病史询问；体格检查；血常规和血生化检查，如肝、肾功能及术前检查异常的血生化指标；胸部 X 摄片或胸部 CT 扫描检查；腹部超声和（或）腹部 CT 扫描检查。

各期肾癌随访时限：Ⅰ期、Ⅱ期肾癌患者手术后每 3 ~ 6 个月随访一次，连续 3 年，以后每年随访一次。Ⅲ期、Ⅳ期肾癌患者治疗后应每 3 个月随访一次，连续 2 年，第 3 年每 6 个月随访一次，以后每年随访一次。

第十一节 膀胱癌

一、什么是膀胱癌？

膀胱癌指发生在膀胱上皮组织和间皮组织的恶行肿瘤，本病可发生于膀胱的任何部位，多数在膀胱三角区，其他部位次之，有时肿瘤可侵犯整个膀胱。多发于中年人，男性多见，早期症状不明显，易被误诊，如能早期发现，经积极治疗后生存期将会延长。

二、膀胱癌的危险因素

1. 吸烟与被动

吸烟不仅是引起肺癌的主要因素，也是导致膀胱癌的重要因素。香烟烟雾中含有大约 60 种致癌物，大多数为芳香胺和多环芳香烃。

2. 职业暴露

所涉及行业包括燃料、染料、橡胶、皮革、理发、卡车司机等，据估计约 20% 膀胱癌是由职业性暴露因素所致，其主要致癌物质为芳香胺。

3. 空气污染

全球成人死亡率部分可归因于暴露于 PM2.5 超标环境。PM2.5 主要通过刺激机体产生炎症反应，释放活性氧，破坏DNA 或直接诱导突变导致癌变。

4. 基因与基因、环境的相互作用

基因与环境相互作用是人类保持健康和疾病发生的基础。基因突变会影响机体对营养素的利用而增加患癌风险。

5. 液体的摄入

研究发现，摄入大量液体增加排尿次数，可减少致癌物与膀胱上皮接触，从而降低患膀胱癌的风险。但污染液体摄入会增加患膀胱癌的风险，其原因在于尿液增多时膀胱膨胀，致癌物与上皮紧密接触，同时液体摄入增多意味着致癌

物摄入增多；另外稀释的尿液将掩盖血尿症状，降低肿瘤发现机会。

6. 疾病与药物

糖尿病和肥胖是肿瘤的危险因素，这与胰岛素、胰岛素样生长因子和炎症相关。据估计糖尿病可使膀胱癌发病率增加 29%。糖尿病治疗药物与肿瘤亦具有相关性。研究表明，吡格列酮和胰岛素可增加膀胱癌发病风险；非甾体类解热镇痛药亦与膀胱癌发病密切相关；马兜铃酸不仅可导致肾损害，而且可导致尿路上皮癌。膀胱癌发生发展与尿路感染具有密切关系（图 3-9）。

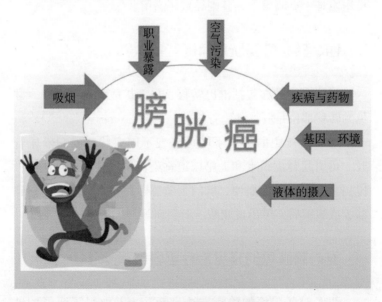

图 3-9　膀胱癌的危险因素

三、膀胱癌有哪些临床表现？

（1）血尿是膀胱癌的主要症状，表现为无痛性肉眼血尿或显微镜下血尿，可为间歇性、全程或终末血尿，有时还夹有血块。无痛性间歇性全程肉眼血尿是膀胱癌常见的早期症状。

（2）当肿瘤合并感染、出血、坏死或癌瘤发生在膀胱三角区时，可引起尿频、尿急、尿痛等膀胱刺激症状。

（3）排尿困难，若肿瘤发生在膀胱颈部，或因瘤体较大，或肿瘤形成，或有脱落的癌瘤组织阻塞了尿路，可造成排尿困难、点滴难下，甚则导致尿潴留。

四、转移性膀胱癌有哪些症状？

膀胱癌的转移包括淋巴转移、局部扩散和血行播散。常见的转移部位是肝、肺、骨等。

因癌瘤侵犯的部位不同可出现不同症状。浸润输尿管时，可引起肾盂积水和上泌尿道感染而出现腰痛、腰酸等；侵犯直肠可见黏液血便、肛门下坠感、疼痛等；癌瘤转移到盆腔或腹膜后，可出现腰酸、下腹痛等。

五、膀胱癌的常见治疗手段

西医对膀胱癌的治疗方法日渐深入并取得了明显的进

展，其中以手术治疗为主，还包括放疗、化疗、生物免疫治疗等。中医中药在膀胱癌的治疗中，包括辨证施药、中药外敷，还可配合针灸、病症康复、气功等方法来加强机体的抗病能力。

六、膀胱癌的常见中医辨证论治

1. 湿热下注证

证候：尿频、尿急或尿痛，小便灼热，尿色鲜红，口干口苦，下肢可见浮肿，舌质红，苔黄腻，脉滑数或弦数。

治法：清热利湿，凉血软坚。

方药：小蓟饮子加减或八正散合四生汤加减。

2. 瘀毒蕴结证

证候：间歇性无痛性血尿，时见尿中血块，尿急，小便灼热，小腹胀满或下腹包块，舌质紫暗，或有瘀点、瘀斑，苔薄黄，脉涩或弦滑。

治法：理气散结，活血化瘀。

方药：失笑散加减。

3. 脾肾两虚证

证候：无痛性血尿，小便困难，腰酸腿软，下腹坠胀或有包块，呕恶纳呆，头晕耳鸣，神疲消瘦，面色萎黄而暗，下肢浮肿，舌质淡，苔薄白，脉沉细无力。

治法：健脾益肾，软坚散结。

方药：四君子汤合六味地黄丸加减或金匮肾气丸加减。

4. 阴虚内热证

证候：小便短赤，腰骶酸痛，五心烦热，干不欲饮，大便干结，消瘦疲乏，舌质红，苔薄或无苔，脉细数。

治法：滋阴清热，化瘀解毒。

方药：知柏地黄汤加减。

七、膀胱癌的饮食康复

饮食方面应以易消化、富有营养、清淡的食物为宜。为了保护患者的胃肠功能，在饮食方面忌食过多辛辣、生冷、油煎炸食品，戒烟戒酒。手术、放化疗对患者机体的损伤较重，使正气大伤，而肿瘤本身也消耗人之正气，故饮食中的蛋白质和热量要求更高。

八、膀胱癌的其他中医康复治疗

1. 针灸治疗

针灸治疗能改善肿瘤患者症状，能有效改善肿瘤患者的生存质量。实证尿血选小肠俞、中极、太冲、膀胱俞等穴，用泻法，得气后强力捻转，不留针；虚证尿血选肾俞、气海、大钟、三阴交等穴，用补法，得气后留针 15 ~ 20 分钟。

2. 中药外敷治疗

（1）药用刺猬皮、血竭、红花、生乳香、阿魏、桃仁、生没药、冰片。上药共研细末，用酒、醋各半调成稠糊状，敷于病变相应体表处，24 小时换药 1 次，7 日为 1 个疗程，可反复应用。

（2）祛腐生肌膏，药用熟石膏、黄柏、炉甘石、苍术、地榆、防己、延胡索、郁金、木瓜、白及、珍珠粉。以上药物共为细末，水调为膏，敷于局部，并内服扶正之剂。适用于膀胱癌术后形成窦道者。

九、膀胱癌如何预防？

（1）争取每年做身体健康检查，做到早发现、早诊断、早治疗。

（2）生活要有规律，加强体育锻炼，提高机体抗病能力。

（3）饮食要有规律，不暴饮暴食，少吃高脂肪、油炸等不易消化食物，多吃新鲜蔬菜、水果等。

（4）针对病因积极地采取预防措施。如改善工作的环境，减少与有害物质接触等。

（5）改变不良的生活习惯，不吸烟，不酗酒，不憋尿。

（6）积极预防和治疗膀胱的慢性炎症、结石和血吸虫病，以防癌变。

（7）对身体日渐消瘦、无痛性血尿，尤其是 40 岁以上男性不明原因的肉眼血尿，应高度重视，积极检查治疗。

第十二节　前列腺癌

近年来随着我国经济水平、人民生活方式改变和诊疗水平的提高，前列腺癌的发病率呈显著上升趋势，正逐步成为影响中国中老年男性健康的重要疾病。2020 年全球前列腺癌位居男性恶性肿瘤发病率的第 6 位，死亡率的第 9 位；中国前列腺癌发病率约为 15.6/10 万，新发病例超 11 万，死亡人数超 5 万。

一、前列腺长怎么样？

前列腺位置十分隐蔽，被膀胱、尿道、耻骨、直肠包围，其大小、形状均如同一个倒置的栗子，"藏得深""装得多""长不停""易生病"是它的特性，发炎、增生、患癌，这三种疾病时刻威胁它的健康，许多男同胞一生中都会遭受前列腺问题的困扰。

二、前列腺炎、良性前列腺增生会癌变吗？

前列腺癌、前列腺炎、良性前列腺增生这三种疾病都发生在前列腺，并有尿频尿急、夜尿增多、下腹或会阴坠痛等相似症状，但其实是三种不同的病。

1. 前列腺炎

好发于中青年，是由于过劳导致抵抗力下降，尿道内的各种致病菌逆行而上，侵入前列腺，从而引起前列腺炎，前列腺炎并不是前列腺内部有问题，而是周围的肌肉有问题，所以前列腺炎和前列腺癌不存在因果关系。

2. 良性前列腺增生

在 50 岁以后发病率逐年升高，60 岁以上的男性，60%都有前列腺增生，年纪越大，比例越高。前列腺增生顾名思义是前列腺体积的增大，增生的腺体压迫尿道致使排尿阻力增加，进而出现排尿困难，长此以往，膀胱好比气球一样会越憋越大，弹性越来越差，导致排尿不尽，膀胱内残余尿量增多，久而久之出现尿频、尿失禁的症状。前列腺增生发生在前列腺的里层，而前列腺癌发生在前列腺的外层，所以只是增生和肿瘤的发生位置在同一个器官，但不在一个区域，不存在因果关系。

这三个病之间除了症状相似，其他没有任何关联，因此得了前列腺炎、前列腺增生不会癌变。但前列腺增生的患者往往为老年患者，也是前列腺癌的高发人群，一旦出现症状，不能想当然以为就是增生，建议 50 岁以上的前列腺增生患者定期到医院检查，如果出现异常就要进一步检查，排除前列腺癌的可能。

三、前列腺癌有哪些临床表现？

早期前列腺肿瘤状通常跟前列腺增生、前列腺炎等良性疾病非常相似，如排尿困难、尿频尿急、排尿等待、尿线变细等，前列腺癌发病缓慢，不易察觉，很容易被忽视，随着肿瘤增大，容易压迫直肠引起大便困难或压迫精索引起射精困难，晚期会有腰部、腹股沟等部位淋巴结肿大，还可能发生骨转移从而引起骨痛或骨折，甚至可能会导致病理性截瘫，在恶化过程中会引发剧烈疼痛影响出现体质虚弱、乏力、严重贫血等（图3-10）。

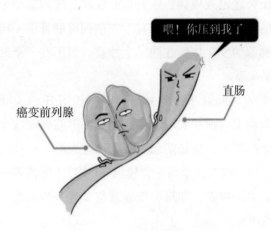

图3-10　前列腺癌变示意图

四、前列腺癌的高危因素

1. 年龄因素

年龄大于 50 岁的中老年男性是前列腺癌发病的最主要人群，随着年龄增加，前列腺癌的发病率也逐年升高，50 岁以上的男性要时时敲响警钟，定期做前列腺相关检查。

2. 遗传因素

家族中父亲或兄弟患有前列腺癌的人患癌的发病风险比正常人概率会翻倍，2 个或 2 个以上直系亲属患过前列腺癌危险性上升至 5 ~ 10 倍，如亲属在较为年轻时患上前列腺癌，更需提高警惕，常规体检的年龄相应提前。

3. 饮食因素

前列腺癌被称为"富贵癌"，跟现代人高脂、高钙、高蛋白的饮食习惯脱不了关系。研究表明，高脂肪食物摄入过多会使胆固醇的合成增加进一步导致以胆固醇为底物合成的雄激素增加，而雄激素中的睾酮比率增加是前列腺癌的重要发病要素。

4. 吸烟

资料显示，在确诊前列腺癌人群中，吸烟人群总死亡风险增加 1 倍，与前列腺癌相关死亡风险增加了 64%。尼古丁是一级致癌物，名医提醒烟民们关注自己前列腺的健康，尽量戒烟。

5. 肥胖

肥胖人群中，BMI 指数每增加 5 kg/m^2，被诊断为晚期前列腺癌的风险将增加 8%；如果腰围每增加 10 cm，那么患前列腺癌风险将增加 12%；如果腰 / 臀比值升高 0.1，前列腺癌风险也将升高 15%。

五、前列腺癌的早期筛查

定期筛查必不可少，直肠指检、前列腺特异性抗原（PSA）检测、经直肠前列腺超声检查，被称为诊断前列腺癌的"三宝"。

1. 直肠指检

前列腺紧贴直肠前壁，可用手指通过肛门进入直肠，直接触摸前列腺，以了解其大小、形态、质地和有无结节等，如果在直肠指检中探测到前列腺结节，则要进一步进行前列腺穿刺活检。

2. 前列腺特异性抗原（PSA）检测

它是目前所有肿瘤标记物中特异性和灵敏度最高的前列腺癌肿瘤标志物，通过抽血即可检查，经济方便，PSA 检测往往能抓住"漏网之鱼"，血清 PSA > 4.0 μg/L 是 PSA 筛查指标的临界值，如超过这一指标，则提示可能存在癌细胞，需进一步检查，明确诊断。名医提醒超过 50 岁，或有家族史的男性同胞在超过 45 岁时，PSA 是每年必查项目。

3. 经直肠前列腺超声检查

可更直观了解前列腺大小、有无结节等，相比直肠指诊更精准。

如果出现了症状，但各项检查结果都正常的人群，应遵照医嘱定期随访。

六、中医对前列腺癌的认识

前列腺癌归为"肾岩""癃闭""淋证"等病范畴，正如《医宗必读》所言："积之所成，正气不足，而后邪气距之"。《诸病源候论》曰："诸淋者，由肾虚而膀胱热故也"，其病位在膀胱，与三焦气化、肺宣发肃降、脾之运化、肾之开阖等都密切相关，其病因不外乎外邪和内伤两大类，外邪多为外感六淫和饮食不节，内伤为因情志所伤，房劳过度。过食肥甘燥烈制品易生热助湿，湿热下注；房劳过度则易导致相火妄动，使前列腺经常处于充血状态，日久引起毒邪乘虚侵入下焦，久则易引起肾气亏虚、脏腑功能紊乱，冲任失调，癌毒内侵，最终诱发前列腺癌。

七、前列腺癌的中医康复治疗

（一）病证康复

1. 湿热蕴结证

小便不利，短赤灼热，口干口苦，时有发热，舌质红，苔黄腻，脉滑数，予以八正散加减。

2.气滞血瘀证

小便滴沥，闭塞不通，少腹胀满疼痛，伴腰背部疼痛，烦躁易怒，舌质紫暗或有瘀斑，脉细涩，予以膈下逐瘀汤加减。

3.脾肾亏虚证

小便不通或点滴不畅，腰膝酸软，四肢厥冷，五更泄泻等，舌淡苔白，脉平，予以脾肾方加减。

（二）症状康复

前列腺癌患者常伴有勃起功能障碍、性欲下降、尿失禁、骨质疏松、潮热、疲乏、贫血及免疫功能下降等生理影响，严重的会发生骨转移等。若有尿不畅者加石苇、萹蓄；若出现疲乏、自汗、盗汗者加黄柏、知母、浮小麦；口干、潮热者加玉竹、天花粉；若有乳房女性化者加夏枯草、橘核、柴胡、郁金；若有骨痛患者，加骨碎补、全蝎、蜈蚣、补骨脂等，配合穴位贴敷（双肾俞、双委中、腰阳关、阿是穴）+镇痛化瘤方（川乌、乳香、没药、龙葵等）以通络止痛，结合前列腺癌的解剖位置，亦可选用高浓度、高疗效、高依从性的中药灌肠给药。

（三）饮食康复

1. 多低脂饮食

为了防止脂肪摄入过多导致前列腺癌的发生，日常饮食中脂肪的比例最好占 10% ~ 20%，即可少吃红肉等富含脂肪类食物。

2. 多摄入维生素

相关的医学研究发现，正常的前列腺中维生素 A 的浓度是前列腺癌组织中的几倍，表明多摄入维生素 A 可有效预防前列腺癌的发生，同时维生素 C、E 还可作为人体内部重要的抗氧化剂来抑制前列腺肿瘤的生长和扩散。

3. 多吃豆类和蔬菜

大豆、黄豆中含有异黄酮，可以降低雄性激素的致肿瘤风险，是前列腺癌的"克星"。建议每日摄入豆制品食物 20 ~ 40 克较佳。常吃西红柿，其富含番茄红素。

4. 多喝绿茶

绿茶中的黄酮醇儿茶酸及硒等成分，能一定程度上抑制前列腺癌的发生，有预防前列腺肿瘤的作用。

（四）功能康复

前列腺癌患者往往因为肿瘤本身及长期抗雄治疗（ADT）所引发的副作用包括骨密度下降、雄激素降低、性欲减低、代谢异常等。

建议患者通过有氧运动和力量训练，改善性功能、增强肌肉力量、调节代谢及缓解疲劳不适，不建议可能增加压力性尿失禁的仰卧起坐，同时，可以在术前及术后进行盆底肌肉训练，增强盆底肌肉力量，改善尿失禁情况。如通过提肛运动带动会阴部肌肉的收缩和舒张，起到间接按摩前列腺的作用，在一定程度上缓解前列腺充血和水肿。还有跑步、速走、游泳、俯卧撑、引体向上、握持训练等，尽量少骑自行车，勿久坐（表 3-4）。除此之外，在训练选择上，主张患者适当练习中医传统功法，如太极拳、八段锦。但是否合适进行体力训练、训练项目和强度等仍需结合个体情况及咨询专科医师（表 3-5）。

表 3-4　常见体力训练项目

分类	推荐	不推荐
力量训练	俯卧撑、引体向上、握持训练	仰卧起坐（可能增加压力性尿失禁）
有氧训练	跑步、速走、跳舞、自行车、游泳、网球等	无

表 3-5　前列腺癌 Kegel 训练方案

训练时机	体位	方案	频率及强度
术前	坐位或平躺；以舒适为主	盆底肌肉收缩 10 秒 + 放松 10 秒为一周期，循环 5 次	每日 3 次；收缩强度：强
术后（移除导尿管）	1. 首次：平躺 2. 逐步平躺或坐位	盆地肌肉收缩 3 秒 + 放松 15 秒为一个周期，循环 5 次；循序渐进，逐步增强达到收缩 5 秒 + 放松 15 秒及收缩 10 秒 + 放松 10 秒的最佳状态	每日 3 次；首次收缩强度：弱；逐步增强

第十三节　鼻咽癌

一、什么是鼻咽癌？

鼻咽癌是指发生在鼻咽黏膜的恶性肿瘤。我国南方和东南亚地区高发，是我国广东省成年人中最常见的恶性肿瘤，因此，也被称为"广东癌"。研究发现，我国鼻咽癌发病占全球发病的 38.29%，死亡占全球死亡的 40.14%，发病率及死亡率分别居全球鼻咽癌发病率及死亡率顺位的第 18 位和第 23 位。

二、鼻炎是鼻咽癌的高发因素吗？什么样的人容易患鼻咽癌？

鼻炎即发生于鼻腔黏膜和黏膜下组织的炎症性疾病。而鼻咽癌指发生在鼻咽黏膜的恶性肿瘤。首先，两者的病变部位不同。其次，鼻咽癌的病因主要为 EB 病毒感染，而鼻炎虽也有因病毒感染所致，但其多为鼻病毒、流感病毒、副流感病毒等，这些病毒并不会诱发鼻咽癌的发生，故鼻炎与鼻咽癌没有直接关系。鼻咽癌的高风险因素主要有：①感染 EB 病毒；②家族亲属有鼻咽癌患病史；③过食腌制、烟熏咸鱼、咸菜等含强致癌物亚硝胺的食物。有以上情况的人群要警惕，须定期到医院行防癌筛查。

三、鼻咽癌的常见症状有什么？

鼻咽癌的常见症状大致可分为鼻部症状、耳部症状、颈部淋巴结症状、脑神经症状及全身症状。

1. 鼻部症状
早期可出现抽吸性血痰，时有时无，瘤体增大后可引起鼻塞，开始为单侧，继而双侧。

2. 耳部症状
发生于咽隐窝的鼻咽癌早期可引起耳鸣、耳闭及听力下降，鼓室积液。

3. 颈部淋巴结症状

颈部淋巴结肿大，呈进行性增大，质硬不活动，无压痛，开始为单侧，继而发展为双侧。

4. 脑神经症状

可出现头晕头痛、面部麻木、眼球外展受限，上睑下垂等脑神经受累症状；或可引起软腭瘫痪、呛咳、声嘶、伸舌偏斜等症状。

5. 全身症状

主要有消瘦，出现远处转移如骨、肺、肝脏转移等，则会出现骨痛、腹痛、咯血等症状。

四、鼻咽癌的检查手段有哪些？

实验室检查如 EB 病毒血清学检查。影像学检查包括鼻咽部增强 MRI、增强 CT、全身骨扫描、PET-CT 等。病理学检查包括鼻咽脱落细胞学检查、活组织检查、颈淋巴结穿刺或活检等。其他辅助检查，如鼻咽纤维镜、活电子鼻咽纤维镜等检查都可有助于诊断鼻咽癌。

五、中医对鼻咽癌病因病机的认识

鼻咽癌在中医古籍中属"鼻渊""鼻衄"等范畴。病因主要有感受邪毒如 EB 病毒、饮食不节及情志失调等，基本病机为机体抗癌力下降，各种病理因素胶结，致使毒瘀互结，聚而成癌毒；癌毒导致五脏六腑功能失调，机体脏器赖以生存的微环境紊乱和代谢失衡，临证表现为"癌毒致虚"现象。

六、鼻咽癌的常见中医治疗与康复

治疗鼻咽癌的治则主要遵从杂合以治，衷中参西，分期辨证，病证康复、症状康复、饮食康复、功能康复及心理康复五位一体、全程管理的原则。鼻咽癌辨证当以"气阴两虚、热毒蕴结，痰瘀毒结"为主，常兼夹肺经风热、气血亏虚等证，故当以"益气养阴、清热解毒、化瘀散结"为基本治法，配合疏风清肺、清热化痰、补益气血、滋补肝肾等法。首辨虚实，实证当分毒盛、气滞、血瘀、痰结，治以疏肝理气、化瘀解毒、清热化痰为主；虚证则辨气、血、阴、阳之偏虚，治以补益肝肾、滋阴、益气、补血等法为主。

1. 病证、症状康复

病证康复的主要手段为辨证施治，随证遣方。如鼻塞，加用苍耳子、辛夷、藿香；衄血，加仙鹤草、黄芩炭、白茅根炭；颈部肿块，加猫爪草、夏枯草、生牡蛎、浙贝母；恶心呕吐，加法夏、竹茹；放疗后热毒内伤，以五味消毒饮加减等。

2. 饮食康复

四君子汤益气健脾，加用鸡内金、山楂等健脾消积，竹茹、佩兰、砂仁降逆止呕等。中药味苦涩，患者久服依从性差，而中药药膳、茶饮中药味较淡，更易被患者接受。提倡患者以清淡优质饮食为主，少食肥甘厚腻、性辛燥过于温补之物，多食时令果蔬。

3. 功能康复

提倡患者进行吞咽、构音、张口、颈部肌肉等训练，如指导患者鼓腮与伸舌、前伸及后缩舌、持续反复吸气、屏气、吞咽及咳嗽等。功能锻炼的同时，亦可配合其他疗法，如针灸疗法、中药汤剂雾化、中药热敷、颌面部穴位按摩等。

4. 心理康复

一方面重视患者情志调畅，提倡患者多听轻松舒缓的音乐，规律练习太极拳、五禽戏、八段锦等中医传统功法，放松内心意向，改善心理健康，提高机体抵抗力，增强肿瘤治疗疗效；另一方面，用药中多添疏肝解郁之品，如玫瑰花、合欢皮、合欢花、八月札、凌霄花等。

七、鼻咽癌的辨证论治

1. 肺经风热证

症见：鼻塞或流清涕，涕中带血，喉间有痰，口苦咽干，身热，舌质红，苔薄白腻，脉滑而有力。

治法：疏风散邪，宣肺清热。

主方：苍耳子散加减。

2. 痰热内结证

症见：鼻塞流浊涕，咯痰黏稠，头重头痛，耳鸣耳闭，小便短赤，颈部瘰疬，舌暗红，苔黄腻，脉弦滑。

治法：清热化痰，解毒化浊。

主方：清气化痰汤加减。

3. 热毒蕴结证

症见：鼻塞流浊涕或脓涕稠厚，偏侧头痛，视物不清，耳聋耳鸣或口眼歪斜，面麻，口苦咽干，舌红绛，苔黄，脉弦数。

治法：清热解毒，凉血散结。

主方：清癌败毒饮加减。

4. 气滞血瘀证

症见：鼻涕带血，耳内胀闷或蝉鸣，头痛眩晕，胸胁胀闷不舒，纳少，舌暗或有紫斑，苔薄白，脉弦。

治法：疏肝理气，化瘀解毒。

主方：逍遥散加减。

5. 阴虚内热证

症见：鼻干头痛，口干舌燥，腰膝酸软，耳鸣耳聋，大便秘结，小便黄少，舌红，苔薄黄，脉沉细或数。

治法：滋阴补肾，解毒散结。

主方：杞菊地黄汤加减。

6. 气血两虚证

症见：鼻干不适，耳鸣头昏，神疲乏力，恶寒肢冷，腰膝酸软，骨节酸痛，面色晦暗，舌淡，苔白，脉沉细弱。

治法：补气益血。

主方：十全大补汤加减。

八、鼻咽癌的预防建议

（1）注意休息，保证睡眠，预防感冒。

（2）避免不良的生活习惯，如熬夜、吸烟、酗酒等。

（3）饮食宜清淡，多食用新鲜蔬菜水果，少食腌制、熏制等食物。

（4）保持良好的心情，参加适当的体育运动，如打太极拳、散步等，注意劳逸结合等。

（5）如有高危因素，建议每年定期行相关鼻咽癌检查，争取早发现早治疗。

第十四节　甲状腺癌

一、什么是甲状腺癌？

甲状腺癌是一种起源于甲状腺滤泡上皮或滤泡旁上皮细胞的恶性肿瘤（图3-11）。常见病理类型有乳头状癌、滤泡状癌、髓样癌和未分化癌，其中分化较好的乳头状癌、滤泡状腺癌占所有甲状腺癌的90%以上。甲状腺癌是头颈部发病率最高的恶性肿瘤，也是内分泌系统最常见的恶性肿瘤，居于女性恶性肿瘤发病率第三位。近10年来，甲状腺肿瘤是国内发病率增长最快的恶性肿瘤，男性发病水平明显低于女性，两者之间比例约为 1 ∶ 3。

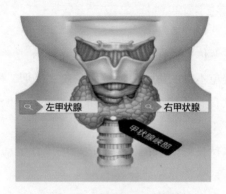

图 3-11　甲状腺各部示意图

甲状腺癌属于中医"瘿瘤""石瘿"的范畴，发病与环境、情志、体质有密切关系。其发生是多因所致、日久而成，是先天不足、脏腑虚弱、外邪入侵、饮食所伤、七情内伤等多因综合作用的结果。

二、甲状腺结节就是甲状腺癌吗？

甲状腺结节是一个临床病症，若结节形状不规则、与周围组织粘连固定等，可能是恶性结节，即甲状腺癌。在甲状腺结节中，80% ~ 90% 为结节性甲状腺肿，属于甲状腺组织增生和退行性疾病，不属于肿瘤，也并无手术适应证，只有7% ~ 15% 为恶性肿瘤需要接受手术。

大部分人是在体检时发现有甲状腺结节，医师会仔细询问病史，例如，有没有甲状腺癌的家族史、小时候暴露于辐射射线的经历等。此外还需结合一系列相关检查，如血清促甲状腺激素（TSH）水平检测、甲状腺超声检查等，帮助辨别结节的良恶性。如果发现良性的甲状腺结节，6～12个月随访一次即可。恶性的甲状腺结节，应根据具体病理类型选择治疗方案。

三、快速读懂甲状腺彩超分级

甲状腺疾病彩超检查的 TI-RADS 分级总共分为 1～6级，随着分级越高，恶性程度逐渐增大。

1 级是指正常甲状腺；2 级是良性结节（恶性概率为 0）；3 级是可能良性结节（恶性概率＜5%）；4 级为可疑恶性结节，又可以细分为 4a、4b、4c：4a 恶性概率为 5%～10%；4b 恶性概率为 10%～50%；4c 恶性概率为 50%～80%；5 级为高度可疑恶性结节（恶性概率＞80%）；6 级为穿刺病理确诊肿瘤的恶性结节。

四、甲状腺癌有哪些临床表现？

大多数甲状腺结节患者没有临床症状，多由医院体检发现。若结节短期内迅速增大，则有恶性的可能。甲状腺癌晚期患者有局部肿块疼痛，常可压迫气管、食管，使气管、食管移位。出现声音嘶哑、吞咽困难或交感神经受压引起霍纳综合征（Horner syndrome），若侵犯颈丛，可出现耳、枕、肩等处疼痛等症状。伴颈部淋巴结转移，可触诊颈部淋巴结肿大。其中髓样癌由于肿瘤本身可产生降钙素和 5- 羟色胺，可引起腹泻、心悸、面色潮红等症状。若由感染引起为亚急性甲状腺炎，患者起病较急，主要表现为甲状腺局部肿痛及发热，以单一结节为主，结节质地坚硬，触痛明显，疼痛可向颌下、耳后放射。

五、甲状腺癌的高危因素

1. 有家族遗传史

临床上有接近 5% ~ 10% 的甲状腺癌具有明显的家族遗传史，呈现常染色体显性遗传。如果家族中有多人出现了甲状腺部位的癌变，其他人应该警惕起来，有可能是存在家族遗传倾向。

2. 饮食不合理

饮食结构不合理，尤其是碘元素缺乏或者摄入过量，均可使甲状腺的结构和功能发生改变，导致促甲状腺激素分泌不稳定，容易刺激甲状腺滤泡增生肥大，出现甲状腺癌的概率会明显增高。

3. 受过放射线影响

放射性接触是目前唯一肯定与分化型甲状腺癌的发生

密切相关的重要因素，放射性一方面可引起甲状腺细胞的异常分化，导致癌变；另一方面甲状腺破坏而不能产生内分泌素，由此引起的促甲状腺激素大量分泌也能促发甲状腺细胞癌变。因此，童年有头颈部放射线照射史或放射线尘埃接触史者，或由于其他疾病，头颈部进行过放疗的患者是高危人群。

4. 情绪波动大

甲状腺作为内分泌腺的一部分，容易受到情绪的影响导致甲状腺激素合成量变化，甲状腺部位发生病变的概率会比较高。

六、甲状腺癌如何治疗？

甲状腺癌分为乳头状癌、滤泡癌、髓样癌和未分化癌，其中乳头状癌和滤泡癌的发病率占甲状腺癌的90%以上，发展比较缓慢，治疗效果好。髓样癌和未分化癌约占甲状腺癌的10%左右，恶性程度较高，发展迅速，预后较差。中西医结合治疗甲状腺癌，可以有效控制甲状腺癌的复发或转移，早期预后效果较好，致死率较低，大部分甲状腺癌患者十年存活率在90%以上。现代医学以"外科手术治疗+^{131}I治疗+甲状腺激素抑制治疗"为经典方案，联合中医内服汤药、外敷、针灸及功能情志康复等多种传统医学手段，可以有效减少手术后并发症，增进术后患者体质的恢复，延长生命期，改善生活质量。

七、甲状腺癌的常见中医辨证论治

1. 肝火旺盛型

主证：颈前肿块，灼热疼痛，咳唾黄痰，声音嘶哑，面部烘热，口干口苦，小便黄赤，舌红苔黄，脉弦数。

治法：清肝泻火，软坚散结。

主方：栀子清肝汤合藻药散加减。

2. 痰毒内蕴型

主证：颈前肿块，胀痛，咳嗽痰多，胸闷，纳差，大便干，舌质暗红，苔厚腻，脉弦滑。

治法：化痰软坚，解毒散结。

主方：海藻玉壶汤加减。

3. 气滞血瘀型

主证：颈前肿块，质硬固定，胸闷气憋，心烦易怒，头疼目眩，舌质紫暗，苔薄白，脉弦涩。

治法：疏肝行气，祛瘀散结。

主方：柴胡疏肝散加减。

4. 心肾阴虚型

主证：颈部肿块，绵绵不愈，或间有疼痛，心悸气短，全身乏力，自汗盗汗，精神萎靡，头晕目眩，腰膝酸软，舌质暗淡，苔薄，脉沉细。

治法：养心益肾，化痰散结。

主方：生脉散合二至丸加减。

八、甲状腺癌的康复治疗

（一）症状康复

甲状腺癌术后损伤甲状旁腺，出现手足抽搐、麻木、关节疼痛等甲状腺旁腺功能低下症，中医可参考"痉证"论治，辨证多属肝肾亏虚、肝风内动，治疗以补益肝肾，平肝息风为治则，多选用地黄饮子等加减，药物如当归、何首乌、阿胶珠、龟板、僵蚕、蝉衣、天麻、赤芍、菖蒲、远志、生龙骨、生牡蛎等。配合疏经通络的中药泡脚，常用药物如伸筋草、姜黄、艾叶、巴戟天、木瓜等。日常生活中，鼓励患者多晒太阳，促进维生素 D 转化和钙质的吸收。

喉返神经损伤所致的失音是甲状腺癌术后的严重并发症之一，属中医学"喉喑"范畴，甲状腺术后声音嘶哑多为喉返神经麻痹所致，急性期可选用牛蒡解肌汤疏风清热、化痰祛瘀，慢性期根据病因病机的不同辨证施治，如肺阴不足给予养阴清肺汤养阴清肺利咽；脾气虚弱给予六君子汤补中益气、健脾化痰；肝郁气滞给予四逆散合温胆汤疏肝解郁，理气化痰。针刺天突穴、廉泉穴可刺激患者声带发声组织，帮助甲状腺术后喉返神经损伤致失语的患者再次发声。刘云霞等运用"薄氏腹针"针刺中脘、下脘、气海、关元、气旁（双侧）、气穴（双侧）、滑肉门（双侧）、大横（双侧）、商曲（双侧）、中脘下等穴位，补益脾胃，培土生金，固护肾气，充实肺气，使肺气充实则声音洪亮。曹磊等取扶突、太冲、列缺、足三里、翁风、天突、膻中、三阴交、舌三针（廉泉穴及其两侧1寸处）作为基本穴位，并在此基础上辨证选穴，恢复肺脏宣发肃降功能，滋养喉窍，从而恢复声带功能。

内分泌治疗服用大剂量左甲状腺素钠，容易引起心血管不良反应和增加骨质疏松的风险。心血管表现为心动过速、心律失常、心脏增大甚至心力衰竭、心绞痛、心肌梗死，以及失眠、烦躁等症状，中医辨证多属心气不足、心血亏虚，可用生脉饮加红景天、丹参、薤白、当归等益气养心。骨质疏松的患者在服用左甲状腺素钠的同时，应及时补充足够的钙和维生素D以减少术后早期阶段的骨质流失。若出现骨关节疼痛不解等症状，可配合中药淫羊藿、巴戟天等温肾助阳，强筋健骨。

甲状腺功能紊乱和月经失调有密切的关系，表现为经量过少和月经频发、稀发、闭经，甚至不孕等。中医辨证多为肝肾阴虚，冲任不调之证，治疗宜补益肝肾，滋阴清热，常用四物汤加女贞子、旱莲草、山萸肉、黄精、益母草等。口腔黏膜炎以五味消毒饮、银翘散加减；胃肠道黏膜炎以木香顺气丸、葛根芩连汤、白头翁汤加减；手足综合征以黄芪桂枝五物汤加减。

术前进行体位锻炼，术后进行转头、手臂锻炼等功能训练可有效防治颈肩综合征。行头颈部放疗的患者应在放疗期间进行鼓腮和吸吮动作，舌头舔舐牙龈等锻炼，可以预防肌肉僵硬。可配合太极拳、气功、八段锦等传统康复项目，注意运动强度不宜过大，汗出不宜过多，以免耗气伤阴，加重患者病情。同时，应注意起居宜有规律，保持充足睡眠，注意防寒保暖，避免感冒受凉。

（二）饮食康复

甲状腺癌的发生与碘摄取量有关，缺碘和高碘地区的甲状腺癌发病率均明显高于碘正常地区，甲状腺发生病变很多是由于患者不注意合理、科学搭配日常饮食，造成了营养失衡。甲亢患者要忌食含碘食物，像海产品中以海带和紫菜含碘最多，平时甲亢患者应该避免食用。苡米、赤小豆有健脾利水消肿的作用，对甲状腺功能减退患者很有好处。甲状腺癌全切术后可加强食用含碘丰富的食物（但在放射性碘治疗前1～2周以低碘饮食为宜，故避免食用），如海带、海藻、紫菜、苔条、蛤、牡蛎、海蟹、乌贼、对虾、海参及大豆等。根据中医理论，可多吃软坚散结类蔬菜，如芋艿、油菜、芥菜、地耳、丝瓜等及抗癌食品（如黑木耳、香菇等）。甲状腺疾病患者不宜吃生冷油腻和咸的食品，饮食宜清淡。可选择一些温补的中药煲汤食用，如当归生姜羊肉汤、黄芪、西洋参、枸杞、桑椹等。甲状腺疾病患者中药治疗常用人参、熟地、首乌等补益药，不宜同时进食萝卜。微量元素硒对抑制甲状腺肿瘤，调节患者的免疫功能，降低抗甲状腺抗体有一定帮助。富含硒的食物如大豆、西红柿、芦笋、芝麻、蘑菇等，可多食用。

九、甲状腺癌的预防

（1）养成规律的日常作息，避免内分泌系统紊乱。

（2）养成合理的饮食习惯，适当摄入含碘食物。根据不同的水土因素，合理调节碘的摄入，缺碘地区的人可以经常食用海带、紫菜等海产品及含碘盐。但补碘要有度，过多摄入碘对人体也是有害的，有关研究发现碘摄入过多是某些类型的甲状腺癌发病的诱发因素之一。

（3）加强体育锻炼，调节饮食结构，避免肥胖的发生。这是因为有研究显示，肥胖是甲状腺乳头状癌的潜在独立因素。

（4）避免放射线物质的照射。放射线照射或者接触放射线物质是导致甲状腺癌的高危因素之一。要尽量避免受到放射线物质的照射，特别是婴幼儿及儿童，尽量避免孩子的头颈部区域受到 X 线的照射。

（5）合理疏导不良情绪。

（6）及时正规的治疗。发现甲状腺问题，如甲状腺增生性疾病及良性肿瘤，应该及时到医院进行积极正规的治疗。

（7）定期体检。建议增加甲状腺及颈部淋巴结的超声检查。甲状腺癌有一定的遗传倾向，因此如果家人有甲状腺癌的病史，需多留意身体状况，一旦发现异常，及时就诊。

第十五节　口腔癌

一、什么是口腔癌？

口腔癌是一种发生于口腔黏膜的肿瘤，包括舌癌、唇癌、牙龈癌、硬腭恶性肿瘤、颊黏膜癌、涎腺恶性肿瘤。本节主要介绍除舌癌以外的口腔癌。在世界范围内，口腔癌约占全世界恶性肿瘤的 3%。

二、口腔癌的危险因素

口腔癌是一种多因素的疾病，主要与烟草、酒精、槟榔等物对口腔黏膜的慢性刺激有关，不良饮食习惯也是口腔癌的风险因素。

1. 吸食烟草

吸烟是引起口腔癌最重要的风险因素，吸烟可以增加发生口腔癌的 3 倍风险，并且可以带来更差的预后。

2. 饮酒

酒精对口腔黏膜有刺激作用，也是引起口腔癌的风险因素。若吸烟协同饮酒，可增加 10 ~ 15 倍患癌风险。

3. 咀嚼槟榔

在非洲、东南亚一些国家，以及我国海南省、广东省、湖南省等地，人们沿袭了咀嚼槟榔的习惯，咀嚼槟榔是人们患口腔癌的风险因素之一，且槟榔协同烟草等致癌物可增加口腔癌的发病风险。

4. 不良饮食习惯

吃过烫、辛辣、油炸食物等，会导致口腔黏膜受到不良刺激。另外，新鲜蔬菜水果摄入不足也与口腔癌的发生有关。

5. 其他因素

不合适或劣质的假牙、烂牙，与口腔黏膜摩擦造成溃疡也会引起口腔癌的发生。缺乏常见的口腔卫生常识、不重视口腔卫生也可能增加口腔癌的发生风险。

三、口腔癌的高危人群有哪些？

（1）口腔卫生不良、牙列不整齐者。

（2）口腔黏膜糜烂、溃疡、增生性白斑经久不愈或反复发作者。

（3）40岁以上喜好烟酒及合并或不合并咀嚼槟榔者。

四、口腔癌的预防

（1）戒烟限酒。

（2）合理膳食：增加新鲜蔬菜水果的摄入。

（3）消除局部刺激的因素：改变咬唇、咬颊习惯，修正牙齿错位，去除残根残冠、牙结石。

（4）养成良好的口腔卫生习惯：餐后及睡前用含氟牙膏进行牙齿、牙龈和舌头的清洁；定期进行牙周健康检查，定期洁牙；经常喝水，保持口腔湿润。

（5）辨别口腔癌前病变：如出现口腔白斑、口腔红斑、口腔黏膜下纤维性病变、口腔扁平藓、经久不愈的口腔溃疡等疾病，应注意鉴别，且及早做出诊断。

（6）加强体育锻炼，保持健康的体重。

五、口腔癌的常见临床表现

（1）口腔黏膜、牙龈上有肿块、结节出现。

（2）口腔黏膜上有白色斑块、溃疡、炎症等，且较长时间不痊愈。

（3）口腔中无明显原因的反复出血。

（4）口腔中无明显原因的麻木、灼热或干燥。

（5）说话或吞咽时发生困难或不正常。

（6）可有区域淋巴结的转移。

六、口腔癌的治疗方式有哪些？

目前西医对于口腔癌采取的是以手术治疗为主，结合放疗、化疗的三连序治疗。早期口腔癌应采用手术作为主要的根治手段，对于不适宜手术的患者可以考虑局部放疗，局部晚期口腔癌的患者采用放疗联合化疗的治疗方式。由于口腔癌术后仍有较高概率复发，因此对于口腔癌的治疗应当中西并重，采取多学科综合治疗的模式。

七、中医对口腔癌的认识

口腔癌在中医学归属于"舌岩""牙岩""唇茧""上石疽""失荣"等病证范畴。认为引起口腔恶性肿瘤的因素有外邪入侵，客于口腔肌膜，结聚不散；或饮食失节，损伤脾胃，痰湿内生，结成恶肿；或情志郁结，气机不畅，气滞血瘀毒结，最终导致口腔内形成恶变。

八、中医对口腔癌的对症治疗

1. 病灶破溃流水

可予牛黄、青黛、冰硼散、皮硝等研粉吹敷于患处；或将木芙蓉、生明矾、麝香、五倍子、冰片适量研磨成粉，用醋、麻油或蜂蜜调成糊状敷于患处。

2. 病灶溃疡不愈

佛甲草汁、没药、龙脑研末，加玫瑰蜜调糊，摊于干净纱布，贴于溃疡处。

3. 病灶结痂经久不愈

用3%过氧化氢、生理盐水反复清洗患癌局部，洗去痂皮，将适量红砒、头发、指甲、红枣、碱发白面烧炭，用香油调成糊剂，涂抹于病灶处。（注意：勿过量使用，避免红砒中毒）

4. 放射性皮肤炎

口腔癌患者局部放射治疗后，面颊部可出现不同程度的皮肤炎症。皮肤红斑及干性反应时，可用如意金黄散水调外敷；皮肤湿性脱皮或破溃糜烂时，避免涂擦油膏类药物，应尽可能暴露患处，予适量淀粉撒布局部；若皮损经久不愈，可予生肌散外敷。

5. 全身症状

针刺合谷、内廷、颊车、下关等穴位以改善口腔癌胃火炽盛的症状，阴虚导致虚火上扰者可加用太溪、照海穴，合并便秘则加用支沟、承山穴，腰膝酸软者，加用肾俞、志室穴。

6. 气功导引

术后放化疗后体虚患者可适当进行气功导引以调整体内真元内气在经络中的运行。

九、口腔癌的常见辨证论治

1. 热毒内蕴证

症见：肿物疼痛，局部溃烂出血，口干不欲饮，食纳欠佳，大便干，小便黄赤，舌红，苔黄，脉数。

治法：清热解毒。

方药：黄连解毒汤加减。

2. 痰热内郁证

症见：肿物破溃，病灶周围色白，时有跳痛感，喉间有痰，胃脘满闷，纳差，舌淡红，苔黄腻，脉滑数。

治法：清热化痰。

方药：清气化痰丸加减。

3. 胃火炽盛证

症见：肿物色红质硬，或有齿龈肿痛，口臭，胃脘嘈杂不适，大便秘结，小便短赤，舌红，苔黄或燥，脉弦数。

治法：清泻胃火。

方药：清胃散加减。

4. 阴虚火旺证（口腔癌放疗后）

症见：咽干舌燥，口干欲饮，或伴齿龈流血，舌红，无津少苔，脉细数。

治法：滋阴降火。

方药：知柏地黄汤加减。

十、口腔癌的其他康复手段

1. 饮食康复

避免食用坚硬粗糙、高温油炸的食物，宜进食温软、清淡的食物；多吃新鲜柔软的蔬菜如南瓜、茄子、菌菇，水果如香蕉、葡萄、桂圆等。可食用具有清热解毒、增强免疫力的药膳方，如蜂蜜拌萝卜、鱼腥草蜂蜜丸、黄芪灵芝猪肉汤、鲜蘑菇豆腐汤。

2. 功能康复

由于口腔癌手术大多采用游离皮瓣进行修复重建，重建后的部位功能较之前大大不同，因此术后应尽早进行功能康复以防止张口、吞咽及言语困难。术后在医师的帮助下尽快进行吞咽训练能促进吞咽功能的恢复；除此之外，可采取张嘴及转颈的康复方式，每日分早、中、晚三个时间段进行，每个时间段完成开合嘴及左右转颈 10 ~ 30 组，根据个人接受情况可适量进行加减。

第十六节　舌　癌

一、什么是舌癌？

舌癌作为口腔癌中最多见的恶性肿瘤，占口腔癌总发病率的 32.3% ~ 50.6%。我国发病率远高于海外其他国家，好发于 40 ~ 60 岁中年人群，男性发病率为 0.5 ~ 0.6/10 万，女性为 0.4 ~ 0.5/10 万。

二、舌癌的危险因素

1. 嗜烟酗酒

研究表明，有烟酒嗜好者患舌癌的概率为无吸烟酗酒习惯者的 15 倍。酒精可作为尼古丁等致癌物的溶质，促进致癌物进入舌黏膜。

2. 长期异物刺激

不合适的假牙、残牙、龋齿、长期嚼食槟榔等摩擦舌体引起溃疡，长期反复的溃疡易癌变。湖南省槟榔咀嚼者"舌黏膜纤维下病变"的患病率为 6.81%，世界卫生组织在 2003 年将槟榔列为一级致癌物质。

3. 口腔卫生不良

口腔环境差，细菌、真菌滋生有利于致癌物亚硝胺及其前体的形成，促进了舌癌的发生。

4. 生物致癌因素

人类乳头瘤病毒与某些类型的舌癌相关。

三、舌癌的常见临床症状

舌癌早期症状多不明显，初起可为小硬结，渐成肿块，逐渐发展成中央型溃疡，边缘隆起，疼痛不适，经久不愈。

（1）早期：可表现为长期难以愈合的浅溃疡，伴或不伴疼痛，或结节状肿物，触之易出血，或浸润性生长伴溃疡形成。其发生部位以舌中1/3侧缘最多见，其次为舌根、舌腹、舌背，舌尖最少见。手指双合诊是早期舌癌的重要检查手段。

（2）中期：癌组织向深部及周围肌肉组织浸润蔓延。出现舌体溃疡疼痛，甚至剧烈疼痛，以及口臭流涎，舌体活动不利，甚者影响语言及吞咽功能。病灶破溃后局部可出现继发感染，出现组织坏死、出血、发热等症状。

（3）晚期：癌细胞进一步浸润舌体及周围组织，并出现淋巴结转移、远处脏器转移。舌癌中有 30% ~ 40% 的患者首诊时即出现颈部淋巴结转移，患者就诊时出现区域淋巴结肿大，多为同侧颈部淋巴结肿大，质地坚硬、表面凹凸不平。晚期可出现血行转移，以肺转移多见。

四、舌癌的高危人群

（1）常年吸烟酗酒、长期咀嚼槟榔者。
（2）龋齿、烂牙未拔除者。
（3）长期反复不愈合口腔溃疡者。
（4）人类乳头瘤病毒感染者。
（5）口腔慢性炎症者。

五、如何在日常生活中预防舌癌的发生？

首先要养成良好的饮食习惯，不抽烟，不饮烈酒，不嚼槟榔，少食酸辣食品；注意口腔卫生，坏齿要及时处理，不合适的假牙要及时更换；保证充足的睡眠，勤锻炼，保持良好的心态。其次，当出现舌黏膜长期溃疡、白斑、外伤致上皮增生时，应该及时就医治疗。

六、舌癌与其他疾病的鉴别

舌癌可与白斑、结核性溃疡、口腔部其他肿瘤、颈部淋巴结结核及创伤性溃疡等鉴别。

1. 白斑

常发生于唇、舌、牙龈、颊等部位，通常稍高于黏膜表面，由上皮增生和过度角化而形成，患者可自觉有粗涩感，Ⅲ度白斑通常被视为舌癌的癌前病变，需行组织病理检查以明确。

2. 结核性溃疡

好发于舌背，通常溃疡表浅、表面不平、边缘不齐，常见灰黄色渗出液，患者常有结核病病史，常自觉疼痛。完善结核菌素试验、影像学检查有助于鉴别，必要时可行活组织检查。

3. 口腔部其他肿瘤

唇癌、口底癌、颊黏膜癌等可根据发生部位及临床表现不同加以鉴别，对于口腔良性肿瘤，可予完善病理活检后加以鉴别。

4. 颈淋巴结结核

舌癌容易发生颈部淋巴结转移，当舌癌原发病灶隐匿时，颈部淋巴结转移易被误诊为淋巴结结核，应根据有无结核病史、结核症状加以鉴别，因此颈部肿块就诊时必须详查鼻咽、喉、食管、肺等其他部位。

5. 创伤性溃疡

多见于老年人，患者常因不合适的牙托、假牙或齿缘过锐导致舌缘损伤。溃疡深浅不一，但无硬结。刺激去除后短期内可自愈。

七、舌癌的治疗手段有哪些？

舌癌早期首选手术治疗，然后根据术后病理及不良预后因素决定性术后放疗或术后放化疗。若患者有手术禁忌证或拒绝行手术治疗，可行根治性放化疗。对于基因检测 EGFR 阳性患者，可考虑行 EGFR 抑制剂。中医药治疗包括中药汤剂、中药含漱、针灸、穴位贴敷、情志疏导等。

八、中医对舌癌的认识

舌癌归属于中医学中"舌蕈""舌疳""舌菌""舌痔""舌岩"等病症范畴。中医学认为，舌癌多因心脾热毒瘀结舌络所致。正气不足，外感六淫邪气乘虚而入，入里化火，火性炎上，或长期吸烟、嗜食辛辣炙烤之物，或长期咀嚼槟榔，灼伤阴津，或内伤七情，肝气不舒，肝郁化火，内火自生，皆可使火毒瘀结于舌，日久渐成舌癌。

九、舌癌的中医辨证论治

1. 心火炽盛证（早期）

证候：舌肿大如豆，触之质稍硬，舌向患侧卷曲，或有糜烂、溃疡，经久不愈，疼痛难忍，流腥臭涎液，口渴心烦，小便短赤，舌边尖红，苔薄黄，脉细弦。

治法：清心泻火，散结消肿。

方用：导赤散《小儿药证直诀》加减。

2. 热毒内蕴证（中期）

证候：舌肿块进一步增大，边缘不整，坚硬凸起，溃疡、糜烂进一步发展，破溃后口臭难闻，肿瘤局部易出血，疼痛难忍，舌体固定，难言碍食，舌质红，苔黄腻，脉弦数。

治法：清热解毒，散结消肿。

方用：黄连解毒汤加减。

3. 正虚毒盛证（晚期）

证候：舌部肿块大，溃疡明显，触之易出血，甚则透舌穿腮，颈部淋巴结坚硬疼痛，面色苍白，少气乏力，形体消瘦，舌质淡暗，苔白，脉细弱。

治法：补益气血，解毒散结。

方用：八珍汤《正体类要》加减。

十、舌癌的药膳康复

舌癌术后患者宜选用黄芪、人参、红枣、百合、当归、赤豆等药食两用的补益气血药调理体质，助术后快速恢复。舌癌放疗患者常出现味觉减退、口干、口腔黏膜糜烂或溃疡等并发症，宜选用滋阴清热之品调养，如新鲜蔬菜水果、云耳、铁皮石斛、太子参等。舌癌化疗患者易出现脾肾亏虚，气血受损，可选用燕窝、香菇、黑木耳、阿胶、鳖甲等。

第十七节 · 脑 瘤

一、什么是脑瘤?

脑瘤又称颅内肿瘤,包括由脑实质发生的原发性脑瘤和由身体其他部位转移至颅内的继发性肿瘤。原发性脑瘤依其生物特性又分良性和恶性。良性脑瘤生长缓慢,包膜较完整,不浸润周围组织及分化良好;恶性脑瘤生长较快,无包膜,界限不明显,呈浸润性生长,分化不良。无论良性或恶性,均能挤压、推移正常脑组织,造成颅内压升高,威胁人的生命。

二、脑瘤的危险因素

1. 环境因素

职业性接触汽柴油,经常接触农药、放射性物质及某些化学因素如亚硝酸化合物等都会增大患脑瘤的风险。

2. 生活习惯

经常过度吸烟,长期食用霉变、腌制食物等会加大脑瘤的发病风险。长期的饮食结构、生活习惯的改变等因素造成体质酸化,人体整体的机能下降,间接造成了脑瘤。

3. 既往病史

头部外伤史与脑瘤的形成也有潜在的关联。

4. 病毒感染

脑部病毒感染也是导致脑瘤的一个主要原因。主要是在胎儿时期，母亲怀孕期间受到病毒感染，孩子的生长发育会受到影响。常见的病毒因素有：乳头状病毒、EB病毒感染等。

5. 遗传因素

脑瘤家族史也是诱发脑瘤的危险因素之一。

6. 其他

性格抑郁、压力较大及使用手机频率高的人群也是脑瘤的易感人群。

三、脑瘤的常见临床表现

脑瘤的临床表现因不同类型的生物学特性、发病部位不同而有区别，其共性是颅内压增高及神经功能定位症状，如头痛、呕吐、视力障碍、癫痫发作、意识障碍等。

1. 头痛及呕吐

这些症状主要由颅内压增高引起，见于肿瘤占位、脑水肿和脑积水。头痛，多在晨醒、咳嗽和排便时加重，呕吐后缓解。呕吐，多在清晨呈喷射状发作。

2. 视力改变

主要由视神经盘水肿所引起。患者可表现为视野缺损、视力减退甚至失明。

3. 眼球运动的改变

鞍区肿瘤可引起视力、视野障碍；海绵窦区肿瘤压迫神经可导致患者出现眼睑下垂、眼球运动障碍、面部感觉减退等海绵窦综合征。

4. 运动及感觉功能改变

中央前后回肿瘤可发生一侧肢体运动和感觉障碍；额叶肿瘤常有精神障碍；枕叶肿瘤可引起视野障碍；顶叶下部角回和缘上回可导致失算、失读、失用及命名性失语等；语言运动中枢受损可出现运动性失语。肿瘤侵及下丘脑时表现为内分泌障碍；四叠体肿瘤出现眼球上视障碍。小脑蚓部受累时肌张力减退及躯干和下肢共济运动失调；小脑半球肿瘤出现同侧肢体共济失调。脑干肿瘤表现为交叉性麻痹。

5. 癫痫

颅内肿瘤的患者癫痫发病率高达 30% ~ 50%，缓慢生长的类型（如低级别胶质瘤、脑膜瘤等）其癫痫发生率明显高于迅速生长的恶性脑肿瘤（如胶质母细胞瘤、转移瘤等）。

6. 脑疝

颅内压持续增高超过 200 mmH$_2$O 可以引起脑移位，使脑组织通过颅内固定的裂孔移出，导致脑疝综合征，表现为单侧瞳孔放大、反应迟钝，进而昏迷，可危及生命。

7. 库欣综合征

颅内压升高的急性期，脑干出现缺血、缺氧，从而导致血压上升、脉搏减慢、呼吸不规律，尤其在儿童易出现。

8. 其他

脑瘤晚期患者可伴有恶病质，表现为乏力、消瘦、贫血等全身症状。部分患者可伴有焦虑、抑郁等精神心理症状。

四、脑瘤的高危人群

（1）脑瘤家族性遗传者。脑瘤的发生与家族遗传性密切相关，伴有先天基因缺陷或者发生基因突变者，其子女发生脑瘤的概率较高。

（2）巨人症或是肢端肥大症，由于生长激素的分泌旺盛导致体貌特征异于正常人，也很容易患上脑瘤。

（3）视力慢慢下降，导致视野缺损，视力减退及模糊者。

（4）经常产生剧烈头痛且伴随恶心等症状的人群。

五、脑瘤的预防

1. 养成良好的生活习惯

良好的生活习惯，如不抽烟不喝酒等能降低脑癌的发生。

2. 饮食要清淡

现在很多的年轻人因为喜欢夜生活，同时口味也比较重，脑瘤发病率自然也就比较高。因此为了自己的身体健康，预防脑瘤，我们一定要时刻记住不能够吃太多刺激性食物。

3. 加强体育锻炼

加强锻炼能够帮助加速人体的新陈代谢，同时运动过后人体会变得十分的轻松，有利于心态的调整，积极预防脑瘤。

4. 保持积极乐观的心态

个人的心态将会对自身的身体健康带来直接的影响，长期被不良心理情绪所困扰的人群不仅容易面临各种精神问题，还会受到各种器质性疾病的侵害，因此保持良好的心态也可以起到预防脑瘤的效果。

六、脑瘤的治疗手段有哪些？

脑瘤的治疗方法主要有手术治疗、放疗、化疗、靶向治疗及中医药治疗等。手术治疗仍是脑肿瘤主要治疗手段，一般开颅手术不仅可直接切除肿瘤，还能做病理检查，明确肿瘤的类型，但手术不适合用于多发脑肿瘤。放疗是脑肿瘤重要治疗方法，分全脑放疗和立体定向放疗，全脑放疗一般适用于广泛、多发脑转移瘤，对脑组织损伤较大，副作用也大。靶向药物治疗是肿瘤治疗的一个新的手段，具有毒副作用相对少的特点。在选择靶向治疗前，当先行基因检测，只有特定基因突变的患者才可使用靶向治疗。中医药包括中药汤剂、针灸、穴位贴敷、中药药膳、情志疏导等治疗。

七、中医对脑瘤的认识

在中医学中，未见有"脑瘤"的记载，但根据其症状可将脑瘤归于"头痛""真头痛""头风"等范畴。脑瘤主要是正气虚弱，正虚邪入，阴阳失调，寒热相搏，毒积脏腑而成瘤。多数医家认为此病多由脾肾亏虚、七情失常、纵欲过度、工作或生活压力过大致人正气衰退或紊乱，久之则使气郁、湿聚、血瘀、痰结，酝积成瘤。脑瘤病机尤重"风"和"痰"。

八、脑瘤的常见辨证论治

1. 脾肾两虚

症见：患者感全身乏力，纳差，便秘，消瘦，睡眠欠佳，小便清长，舌淡苔薄，脉细无力等。

治法：补益肝肾。

方药：四君子汤合六味地黄丸加减。

2. 肝风内动

症见：全身抽搐、癫痫样发作、眼球震颤、情绪波动较大，目光呆滞，甚至神志不清，大小便失禁，舌胖苔白腻，有瘀斑，脉弦有力。

治法：清肝潜阳。

方药：镇肝熄风汤合羚角钩藤汤加减。

3. 痰湿内结

症见：视物昏花，头晕目眩，饮食不振，睡眠欠佳，大便黏腻不爽，舌苔厚腻，脉滑。

治法：燥湿化痰。

方药：半夏白术天麻汤合涤痰汤加减。

4. 瘀毒互阻

证见：头部刺痛，健忘神呆，面色晦暗，舌质紫暗有瘀斑，舌下青筋显露，脉弦。

治法：温阳散寒，解毒祛瘀。

方药：通窍活血汤加减。头痛甚者，加细辛、全蝎、藁本散寒止痛。

九、脑瘤的其他康复手段

1. 功能康复

脑瘤本身及手术过程都会导致患者身体功能的丧失，术后首先要恢复受损的机体功能。手术、放化疗等要适度，不可盲目扩大或过度；其次，强调早期治疗，尽可能减少躯体残障；再者，手术、化放疗后应循序渐进，在康复医师指导下做躯体康复训练。

2. 心理康复

脑瘤患者不仅机体功能会受到影响，心理也会受到很大的影响，心理康复首先要消除患者对脑肿瘤的恐惧，其次纠正患者不良生活习惯。最后，优化患者个性，鼓励其积极参与活动，进行社会交往，养成豁达、大度、开朗的性格。

3. 社会生存及适应能力恢复

脑肿瘤康复不仅要恢复患者机体功能，帮助患者恢复身体健康，同时还要帮助患者回归社会，积极投身有益于社会的活动，承担社会角色与责任。

4. 饮食康复

脑瘤患者尽量不要吃过于油腻、烟熏食物，少吃一些脂肪含量丰富的食物。多喝一些白开水，少喝一些饮料，腌制的食物最好不要吃。适当地吃一些新鲜蔬菜水果。

第十八节　黑色素瘤

一、什么是黑色素瘤？

黑色素瘤是一种起源于黑素细胞的皮肤恶性肿瘤，可发生于正常皮肤，也可由色素痣恶变形成，也可能发生在任何正常黑素细胞出现的非皮肤部位，包括眼部、胃肠道、泌尿生殖系统和鼻咽部等，发病率在全球范围内持续上升。尽管黑色素瘤与其他皮肤癌相比并不常见，但其致命性更强，约占皮肤癌相关死亡病例的 73%，死亡的主要原因是广泛转移到淋巴系统和其他重要器官。

二、黑色素瘤的危险因素

1. 种族与遗传

白种人是皮肤黑色素瘤发病的高危人群。其他如肤色白皙、红色或金色头发，以及眼睛呈蓝色、绿色或其他浅色的人群也易发生黑色素瘤。家族中存在异常痣如非典型痣综合征的人群，很可能会发生皮肤黑色素瘤，应密切观察并及时处理。相关基因的突变（如 *NPAS2*、*EZH2* 和 *B-Raf* 等）与黑色素瘤的发生也存在一定的联系。

2. 长期日光暴露、晒伤史

长期暴露于日光下（包括人造日光，如使用日晒机器床）会增加罹患黑色素瘤的风险，紫外线是引起皮肤黑色素瘤的主要因素。皮肤晒伤也会增加罹患皮肤癌的风险，尤其是儿童或青少年时期。此外，辐射照射也可能增加皮肤癌发病风险。

3. 痣

痣是导致皮肤黑色素瘤的一个重要因素。对于皮肤黑色素瘤患者，常表现为皮肤出现一些较大的痣或很多小痣。某些痣长在易摩擦的位置，如臀部、四肢等，癌病风险较普通痣高。

4. 年龄及环境因素

研究发现，黑色素瘤的发生与年龄相关。流行病学调查显示，50岁以上的人群更易出现黑色素瘤。环境因素包括空气、居住环境、工作场所、日常饮食等，也与黑色素瘤发生有关。

5. 免疫因素

皮肤黑色素瘤作为一种免疫原性肿瘤疾病，机体免疫力降低时，会促进肿瘤的生长。目前，针对皮肤黑色素瘤的这个特点，已研发出相应的免疫治疗药物。

6. 外伤与刺激

创伤与刺激可使良性色素性皮肤病恶变，不少年轻患者常有多年前"点痣"史。

三、黑色素瘤的常见临床表现

黑色素瘤常发生在皮肤，但也可能发生在任何正常黑素细胞出现的非皮肤部位，包括眼部、胃肠道、泌尿生殖系统和鼻咽部等，不同部位的黑色素瘤临床表现也不同。

1. 皮肤黑色素瘤

初始征兆通常表现为皮肤痣改变，包括大小、形状、颜色及触摸感受。大多数皮肤黑色素瘤患者会伴有黑色或蓝黑色的痣。皮肤黑色素瘤也会表现为黑色、不对称、边界不规则、外观不整齐的新痣出现。早期皮肤黑色素瘤进一步发展可出现卫星灶、溃疡、反复不愈、区域淋巴结转移和移行转移。临床表现为出血、瘙痒、压痛、溃疡。

2. 内脏等器官黑色素瘤

肝脏等胃肠道、腹腔的黑色素瘤常表现为腹胀、腹痛、纳差、恶心、呕吐、便血、大便习惯改变等。脑部黑色素瘤表现为头痛、头晕、偏瘫、失语、呕吐等。

3. 黏膜黑色素瘤

口腔黏膜恶性黑色素瘤可表现为黏膜肿块或者溃疡，局部区域色素沉着，可有出血、疼痛、病变累及区域牙齿缺失及区域淋巴结肿大。宫颈黑色素瘤，临床表现为阴道不规则流血、阴道分泌物增多及发现宫颈肿物等。鼻咽部黑色素瘤，表现为鼻出血、鼻塞、鼻腔肿块等。

4. 其他

晚期黑色素瘤随转移部位及器官受累程度不同，可出现疼痛、发热、乏力、便秘、消瘦等症状。

四、黑色素瘤的高危人群

（1）30岁以上的成年人多见，男女比例为2∶1。

（2）皮肤痣发生改变，包括大小、形状、颜色及触摸感受。出现黑色、不规则、外观不整齐的新痣。皮肤痣出现瘙痒、流血、溃疡、压痛、反复不愈。

（3）长期暴露于日光下，或曾多次大量受到X线照射的人群。

（4）有皮肤晒伤史。

（5）有黑色素瘤家族史。

（6）不良生活习惯，如熬夜、不运动、嗜好烟酒、烧烤、腌制食品者。

五、黑色素瘤的预防

（1）自我检查，观察皮肤痣的变化，对于生长于臀部、四肢等易摩擦部位的痣，密切观察，早期发现并处理早期癌及癌前病变，就可以有效地预防黑色素瘤的发生。

（2）注意防晒，避免紫外照射。避免大剂量辐射照射。

（3）避免熬夜，要饮食健康，保持心情舒畅，提高免疫力。

（4）适当的体育锻炼，可选择中医养生操，如八段锦、五禽戏、太极。

（5）中医日常保健，如针灸推拿按摩，常用保健穴有足三里、膻中、气海等。

六、黑色素瘤的治疗手段有哪些？

黑色素瘤预后极差，早期易转移，手术仍是黑色素瘤的主要治疗方式，此外还有化疗、放疗、免疫治疗、靶向治疗、疫苗等。然而，由于敏感度差、毒副作用强、抗药性强，这些治疗方法的疗效有限，需要探索新型有效的方法来应对逐渐进展的黑色素瘤。因此，针对黑色素瘤患者，提倡中西并重、多学科综合治疗模式，获得最佳疗效。

七、中医对黑色素瘤的认识

本病属于中医"脱疽""厉疽"等范畴，本病主要病因病机为外邪侵入，毒积脉络，或毒积脏腑，真阴涸竭，阳气收束，最终导致气滞血瘀，日久成瘤。

八、黑色素瘤的中医对症治疗

1. 黑色素瘤表皮肿块、溃疡

五虎丹结晶、蟾酥、斑蝥等药物制成酊剂，插入癌肿中央。

2. 食欲不振、恶心呕吐

可选用吴茱萸散贴敷中脘、涌泉穴预防呕吐，可以予以甲氧氯普胺或选足三里穴位注射止呕。

3. 腹胀、腹痛

肿瘤在腹部者，可有腹胀、腹痛症状，对于此类患者，采用局部按摩推拿，促进肠蠕动，也可采用按掐合谷穴、足三里等穴位。可以使用艾灸、火龙罐等温经通络，理气止痛。

4. 放射性皮炎

多见于放射性治疗后，应保持皮肤干燥，穿宽松、柔软的内衣裤及减少局部皮肤的摩擦。伴有皮损者，可予表皮生长因子外喷，有感染渗液者，予以盐水冲洗后生长因子外喷、阴离子凝胶外用，促进皮肤修复及控制感染。中医药可以使用烫伤膏或如意金黄膏等。

5. 骨髓抑制

多见于放化疗后患者，可服用中药补血汤剂、中成药、口服液等，也可选用人参、西洋参、黄芪、黄精、当归、山药、桂圆、枸杞子、大枣、甲鱼、阿胶等煲汤，还可以吃红皮花生、大枣、黑芝麻等，促进骨髓功能恢复。

6. 全身症状

如乏力、疲劳，可含服西洋参，还可指压按摩缓解疲劳，如有发热，给予高蛋白、高热量、富含维生素的食物。如有疼痛，可以配合中药止痛膏外贴止痛。

九、黑色瘤癌的常见辨证论治

1. 痰湿凝聚型

症见：局部皮肤颜色或棕，或蓝，或黑，或白，发痒灼痛，或破溃，渗流黄汁，胸脘痞闷，舌淡红，苔白腻，脉滑濡。

治法：消痰散结，解毒止痛。

方药：消核散加减。

2. 气滞血瘀型

症见：局部皮肤颜色或灰，或蓝黑色，刺痛，或硬结，或溃破，渗流血汁，胸胁胀满，心烦失眠，舌质暗红，有瘀斑，苔薄白，脉弦涩。

治法：行气活血，化瘀散结。

方药：桃红四物汤加减。

3. 热毒蕴结型

症见：局部皮肤黑红，灼痛，或破溃流水，形体羸弱，口干口渴，大便秘结，小便短赤，舌质红，苔黄，脉弦数。

治法：清热解毒，活血散结。

方药：五味消毒饮加减。

4. 气血两虚型

症见：局部皮肤颜色呈棕色或黑色，溃破流水，缠绵难愈，精神疲惫，四肢乏力，面色无华，舌质淡红，苔薄白，脉沉细无力。

治法：补气养血，解毒燥湿。

方药：八珍汤加减。

十、黑色素瘤的其他康复手段

1. 饮食康复

要注意合理规范自己的饮食，注重健康饮食，饮食有节，膳食营养均衡，以清淡为主，定时进食，多吃蔬菜、水果和膳食纤维，适当进食肉蛋奶等优质蛋白。少吃煎炸、过期、霉变、烟熏、腌制食物。养成良好的起居习惯，不熬夜，不抽烟、饮酒，保持心情舒畅，提高免疫力。

2. 功能康复

注意防晒，避免紫外线照射。避免大剂量辐射照射。黑色素瘤常发生在皮肤，皮肤经过手术、放疗后，可能有局部活动牵扯感等，可以进行气功、太极、八段锦等，协助功能康复。

3. 心理康复

对患者采取积极心理护理，如良好的医患沟通，营造舒适的环境，亲友的理解关心，可以促使患者从不良的心理状态向良好的心理状态上转变，有效缓解患者的各种负面情绪，调整心态，接受治疗，有利于疗效的提高。我们还可以配合中医五行音乐疗法改善负面情绪。

第十九节　恶性淋巴瘤

一、什么是恶性淋巴瘤？

恶性淋巴瘤是指起源于淋巴造血系统的恶性肿瘤，按照病理可分为霍奇金淋巴瘤和非霍奇金淋巴瘤。2020 年全球恶性淋巴瘤发病人数为 62.7 万，死亡人数为 28.3 万；我国发病人数为 9.0 万，死亡人数为 5.0 万。

二、恶性淋巴瘤的危险因素

1. 免疫功能失调

免疫功能失调与非霍奇金淋巴瘤的发病密切相关，器官移植后长期服用免疫抑制剂，其发病风险增加 2 ～ 15 倍。患有免疫缺陷疾病如干燥综合征、类风湿关节炎、桥本甲状腺炎、毛细血管扩张性共济失调、系统性红斑狼疮等的患者恶性淋巴瘤发病率高于普通人群。

2. 感染

病毒感染和细菌感染均可增加恶性淋巴瘤的发病风险。EB 病毒与霍奇金淋巴瘤、伯基特淋巴瘤、NK/T 细胞淋巴瘤，以及某些血管免疫母细胞淋巴瘤和肠道 T 细胞淋巴瘤的发病有关。Ⅰ 型人类 T 细胞淋巴瘤病毒与成人 T 细胞白血病 / 淋巴瘤有关，多见于蕈样肉芽肿和 Sezary 综合征。在有人类免疫缺陷病毒感染史的人群中，有 1% ～ 5% 发生成人 T 细胞白血病 / 淋巴瘤。

3. 遗传因素

有恶性淋巴瘤家族史的人群患恶性淋巴瘤的概率高于普通人群，有一定的家族聚集性。

4. 化学物质

与恶性淋巴瘤相关的化学物质有杀虫剂、有机溶剂、除草剂、燃料等。苯妥英钠、麻黄碱及有些抗癌药也可能与非霍奇金淋巴瘤有关。

5. 其他

吸烟轻度增加恶性淋巴瘤的危险性，相对危险度为 1.07。

三、恶性淋巴瘤的常见临床表现

1. 淋巴结肿大

恶性淋巴瘤一般以淋巴结肿大为首发症状，以浅表淋巴结肿大为首发症状的约占 70%。早期可活动，孤立或散在于颈部、腋下、腹股沟等处，晚期则相互融合，与皮肤粘连、固定或形成溃疡。

霍奇金淋巴瘤淋巴结 90% 以上为连续侵犯，起病为单发部位，沿淋巴道至邻近淋巴结区域。而非霍奇金淋巴瘤受侵的淋巴结为跳跃式的，无一定规律。

2. 全身症状

不明原因的发热 > 38℃，连续 3 天以上，排除感染的原因；夜间盗汗（可浸透衣物）；体重于诊断前半年内下降 > 10%；皮肤瘙痒和乏力等。

四、恶性淋巴瘤的高危人群

（1）不明原因淋巴结肿大的患者。

（2）因疾病需要长期服用免疫抑制剂的患者，如类风湿性关节炎、系统性红斑狼疮等患者。

（3）存在 EB 病毒、Ⅰ型人类 T 细胞淋巴瘤病毒、HIV 病毒等感染的患者。

（4）长期接触苯妥英钠、麻黄碱、染发剂等化学物质的人群。

（5）有恶性淋巴瘤家族史的人群。

（6）曾患过肿瘤且接受过放射治疗的患者。

（7）需要长期接触放射线、橡胶、木工等职业人员，如医护人员、橡胶采摘工人、木工工人。

五、恶性淋巴瘤的预防

（1）保持良好的生活习惯，日常生活注意劳逸结合、加强锻炼。

（2）保持轻松愉悦的心情，注意排泄压力，调整心态，可多听音乐放松心情。

（3）尽量减少或避免病毒感染。

（4）避免放射线或一些毒性物质，如果人体长期处于毒性的环境下，会诱发本病的发生。

（5）合理饮食：日常生活中，做到饮食均匀有营养，并且养成按时吃饭的习惯。

（6）戒烟戒酒，避免长期接触杀虫剂、皮革等有害物质。

（7）适当的体育锻炼，可选择中医养生操，如八段锦、五禽戏、太极。

六、恶性淋巴瘤的治疗手段有哪些？

不同类型的恶性淋巴瘤临床特点、诊断标准与治疗方式各不相同。诊断时，需明确恶性淋巴瘤的病理亚型、预后不良的分子病理改变，通过相关影像诊断技术明确患者分期，综合临床表现和实验室检查，根据各自的预后风险的评判标准，判断其预后。选择化疗、放疗、靶向治疗、免疫治疗和中医药治疗等，进行综合治疗。

七、中医对恶性淋巴瘤的认识

恶性淋巴瘤归属于中医"失荣（营）""石疽""痰核""恶核"等范畴。其病机主要是脏腑功能失调，正气虚弱，气机不畅，加之痰、湿、瘀、毒相互杂合所致。

八、恶性淋巴瘤的中医对症治疗

1. 皮肤瘙痒
热毒郁表证用麻黄连翘赤小豆汤，风热里实证用防风通圣散，血虚生风证用消风散。

2. 多汗
气虚不固证用玉屏风散，气阴两虚证用生脉散，阴虚火旺证用当归六黄汤，营卫不调证用桂枝汤。

3. 周围神经病变

气虚血瘀证用黄芪桂枝五物汤，肝气瘀滞证用柴胡桂枝汤，寒湿阻滞证用薏苡仁汤。

4. 胃肠道反应

胃气不降证用旋覆代赭汤，脾胃不和证用香砂六君子汤，中焦虚寒证用理中汤，肝气郁滞证用柴平汤。

5. 便秘

胃肠积热证用麻子仁丸，气机郁滞证用六磨饮子，脾肺气虚证用补中益气汤，阴寒积滞证用大黄附子汤，阴血亏虚证用益血润肠丸。

6. 重度骨髓抑制

当归补血汤，酌情加用黄精、阿胶、龟板等。

7. 带状疱疹

外用炉甘石与紫金锭、黄连膏、新癀片、六神丸等；外治可予刺络拔罐法、疱疹局部围刺法、华佗夹脊穴针刺法、梅花针疗法、火针疗法等。

8. 口腔溃疡

外用口腔溃疡散、锡类散、康复新液、六神丸等。

九、恶性淋巴瘤的常见辨证论治

1. 寒痰凝滞证

症见：颈项、耳旁、锁骨上、腋下、腹股沟等处肿核，不痛不痒，皮色如常，坚硬如石，兼见面白少华，形寒肢冷，神疲乏力，舌质淡，苔白或腻，脉沉或细。

治法：散寒解毒，化痰散结。

方药：阳和汤加减。

2. 气郁痰阻证

症见：肿核或胁下痞块，不痛不痒，烦躁易怒，胸腹满闷，两胁胀满，食欲不振，大便不调，舌质红，苔白腻或黄腻，脉弦或弦数。

治法：疏肝解郁，化痰散结。

方药：柴胡疏肝散加减。

3. 阴虚痰结证

症见：肿核或胁下痞块，或伴瘙痒，兼见形体消瘦，进食后易饥饿，潮热汗出，五心烦热，口干咽燥，腰膝酸软，头晕耳鸣，遗精或崩漏，舌质红少津，或红绛，苔少，或无苔，脉细数。

治法：滋补肝肾，化痰散结。

方药：大补阴丸合消瘰丸加减。

4. 痰瘀毒蕴证

症见：肿核或胁下痞块，时而疼痛，兼见面色晦暗，形体消瘦，壮热烦渴，或午后潮热，口舌生疮，咽喉肿痛；或腹大如鼓，腹部肿块，皮肤瘀斑，尿赤便结，或有黑便，舌质暗或红绛，或有瘀斑，苔黄腻，或黑苔，脉涩或数。

治法：逐瘀解毒，化痰散结。

方药：升降散加减。

5. 正虚邪恋证

症见：多处肿核已消，或消及大半，质硬不甚，不痛不痒。面色无华，消瘦脱形，语音低微，乏力倦怠，心悸气短，头晕目眩，恶风，自汗或盗汗，虚烦不眠，舌质淡或暗，苔少或滑，脉弱或细。

治法：扶正托毒，调和营卫。

方药：八珍汤加减。

6. 气血两虚证（放化疗后）

症见：面色苍白或萎黄，头昏肢倦，气短懒言，食欲不振，舌淡苔薄，脉细弱。

治法：补益气血，扶正固本。

方药：十全大补汤加减。

7. 气阴两虚证（放疗期间）

症见：口燥咽干，咽肿疼痛，腹胀便干，舌质红，苔黄燥，脉细数。

治法：益气养阴、清热解毒。

方药：益胃汤合泻黄散加减。

8. 脾肾亏虚证（化疗期间）

症见：面色苍白或萎黄，乏力、不欲饮食，恶心呕吐，腹胀腹泻，腰膝酸软，舌淡苔白，脉沉细。

治法：补脾益肾。

方药：大补元煎加减。

十、恶性淋巴瘤的其他康复手段

1. 饮食康复

饮食搭配要遵循低脂肪、高蛋白、高维生素的原则，合理规划自己的饮食，避免暴饮暴食，注意膳食营养均衡，以清淡为主，定时进食，多吃蔬菜、水果和膳食纤维，适当进食肉蛋奶等优质蛋白；以炖、煮、蒸等方式烹制的食物，更营养、更健康，且易于吸收。同时，宜选用清淡、少油、容易消化吸收的厚流质食物，同步补充富含铁、锌、铜等微量元素的食物。远离咸鱼、烧烤食物、熏制食品、油炸食品、霉变食物等含有致癌物质的食品，少吃冷藏及剩菜等；少吃红肉，如猪肉、羊肉、牛肉等，少食用含有化学食品添加剂的食物；忌食公鸡、鲤鱼、母猪肉、狗肉、韭菜等发物。

2. 功能康复

运动可增强机体体质，提高机体抗病能力，疏导精神压力所引起的各种生理和病理反应。可通过适当的体育锻炼、气功、太极、五禽戏、八段锦等运动方式来调动和培养自身的生理潜能，在运动强度上由弱到强，循序渐进，每次锻炼达到轻度疲劳而心情愉快的程度为好，以此促进机体新陈代谢，增强机体免疫力，实现强身治疗的目的，帮助肿瘤患者机体恢复。

3.心理康复

患者需要调整心态，保持积极乐观的心理情绪，增强与肿瘤斗争的精神和自信心，正确认识疾病，积极配合治疗。医务人员应从感情上给予患者支持，帮助患者做好心理疏导，树立患者信心，减轻患者抑郁、焦虑情绪，关心体贴患者，用真诚给患者温暖，增加患者机体免疫功能。

第二十节　多发性骨髓瘤

一、什么是多发性骨髓瘤？

多发性骨髓瘤（multiple myeloma，MM）是由大量异常浆细胞堆积在骨髓中，导致骨质破坏和骨髓衰竭的血液系统恶性肿瘤，又称浆细胞骨髓瘤（plasma cell myeloma），是浆细胞肿瘤中最常见的疾病。其发病率居血液系统恶性肿瘤第2位，目前仍不可治愈。大部分患者年龄大于40岁，男性多于女性，随着我国老龄化问题的加剧，发病率持续增长，且随着生活方式的改变和社会压力的增大，有向年轻化发展的趋势（图3-12）。

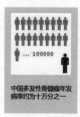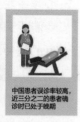

图 3-12　多发性骨髓瘤的流行病学

二、多发性骨髓瘤的危险因素

多发性骨髓瘤病因尚不明确，电离辐射、慢性抗原刺激、遗传因素和病毒感染可能与本病发病有关。一次大剂量或长期小剂量放射线暴露可能引起多发性骨髓瘤。长期接触农业杀虫剂、苯、石油、石棉、塑料及橡胶的农民和工人发病率增加。类风湿关节炎及慢性胆管疾病患者多发性骨髓瘤发病率比一般人群高，提示慢性抗原刺激加速克隆发展与转化，可能是多发性骨髓瘤发生的促发因素。本病在某些种族发病明显增加，并有家族聚集倾向，表明与遗传因素有关。

三、多发性骨髓瘤的常见临床表现

多发性骨髓瘤大多起病隐匿，在骨髓瘤前期阶段，患者无症状可达数年，典型的骨髓瘤常见的临床表现有以下几种。

1. 骨痛和病理性骨折

骨髓瘤可导致骨质疏松和溶骨性破坏，引起病理性骨折。而溶骨性破坏、骨质疏松和病理性骨折是引起骨痛的主要原因，骨痛是骨髓瘤患者最常见症状，约见于 70% 的患者，疼痛多位于胸背及腰骶部。

2. 贫血与出血倾向

几乎所有患者都有不同程度的贫血，出血与血小板减少、血小板功能缺陷、血管壁的损害等因素有关，表现为皮肤黏膜瘀点、渗血，晚期可有内脏出血，颅内出血是引起死亡的原因之一。

3. 感染

由于多发性骨髓瘤引起正常免疫球蛋白减少、中性粒细胞减少，以及皮质激素治疗对机体免疫功能的抑制，导致机体免疫缺陷，易反复发生感染，其在疾病晚期或化疗过程中尤为多见，表现为顽固性，不易被药物控制。感染成为引起患者死亡的主要原因之一。

4. 肾脏损害

也是本病显著的特征，诊断时约 30% 的患者有肾脏损害，病程中约有一半患者出现肾功能不全，表现为蛋白尿、管型尿及血肌酐、尿素氮升高。肾衰竭是多发性骨髓瘤患者的主要死亡原因之一。

5. 高黏滞性综合征

可引起全血黏度增加，影响脑、眼、肾和指（趾）的有效血循环，引起口、鼻出血，头昏、眼花、肢体麻木、脑功能障碍，甚至昏迷，而血容量增加和外周循环障碍可进一步引起心力衰竭。

6. 神经症状

由于瘤组织浸润或椎体压缩性骨折，导致脊髓压迫引起截瘫、尿潴留，引起截瘫和根性神经痛的约见于 10% 的患者，还可有神经根及周围神经浸润引起神经痛、肢体麻木及运动障碍等。

7. 高血钙症

骨质吸收增加是引起高钙血症的主要原因，约见于 25% 的患者。表现为食欲不振、恶心、呕吐、便秘、乏力、意识模糊和昏睡等。

8. 其他

如（肝、脾）肿大、局部肿块及其他一些少见的器官浸润表现，其他少数病例可有某一器官的突出症状，如心脏症状，软组织肿块常见于有头颅、肋骨骨骼病变的部位。另外淀粉样物质广泛沉淀于各器官组织，可引起相应的症状，如心衰、肾病等，在关节内沉积可引起关节疼痛及类风湿样结节形成。

四、多发性骨髓瘤的检查及诊断

多发性骨髓瘤起病慢，在发病初期临床表现不典型，常表现为贫血、出血、轻度骨痛等，容易被误诊为慢性肾炎、肺炎、营养不良性贫血、失血性贫血等，应及时进行骨髓细胞形态学观察和骨髓活检等，减少误诊的可能。其主要的检查包括以下几种。

1. 血常规检查

贫血多为轻至中度，以正常细胞正常色素性多见。红细胞常有钱串状形成。血沉增快、白细胞及血小板数正常或偏低。

2. 骨髓检查

骨髓内的浆细胞＞10%，正常骨髓中浆细胞数量很少超过2%，反应性增高一般也不超过10%。

3. 血液生化检查

①血清异常球蛋白：高球蛋白血症是本病的重要特点之一，血清中白蛋白及正常免疫球蛋白常显著减少。轻链型的除有严重的肾功能损害外，可不出现M蛋白。②血钙、磷、碱性磷酸酶的测定：25%～50%患者血钙升高，血钙高者常伴有肾功能不全。血磷一般正常，晚期肾功能减退，血磷可升高。血清碱性磷酸酶一般正常，但在病理性骨折愈合或有肝淀粉样变时可升高。③血尿：可有蛋白尿、镜下血尿、尿无管形，有时可找到大量浆细胞。当有凝溶蛋白尿时，不应进行静脉肾盂造影，因造影剂可与凝溶蛋白发生反应而引起急性肾功能衰竭，甚至引起死亡。④肾功能检查：肾功能常受损害。酚红排泄试验、同位素肾图、血肌酐和尿素氮测定常显示肾功能不全，晚期可出现尿毒症。⑤尿酸血症：血尿

酸常增高。化疗初期大量骨髓瘤细胞破坏，也是尿酸增高的原因之一。

4. 影像学检查

X线检查可见多发性溶骨性穿凿样骨质缺损区或骨质疏松、病理性骨折，最多见于颅骨、肋骨及脊椎。对于多发性骨髓瘤患者的骨损害，一般认为CT、核磁共振（MRI）等发现病变的机会早于X线检查。对骨损害病变的敏感性这些影像学手段检查依次为：PET-CT > MRI > CT > X线。

五、多发性骨髓瘤的护理

为提高多发性骨髓瘤患者的生活质量、延长寿命，对患者进行症状管理、健康教育至关重要。

1. 休息护理

患者可适当进行活动，但应避免剧烈活动，防止跌伤、碰伤，并视具体情况使用腰带、夹板。如有骨质破坏时，应绝对卧床休息，同时患者应睡硬板床，忌用弹性床，保持患者有舒适的卧位，避免坠床受伤等。对长期卧床患者，应定时协助翻身，动作要轻柔，以免造成骨折，受压处皮肤应给予温热毛巾按摩或理疗，保持床铺干燥平整，防止褥疮发生。

2. 饮食护理

饮食宜清淡，可选用能抑制骨髓过度增生的食品，如海蛤、杏仁、海带、紫菜、裙带菜、桃仁、栗子等；对症选用抗血栓、补血、壮骨和消脾肿大的食品，如鲛鱼、牡蛎、核桃、猪肝、蜂乳、芝麻、花生、甲鱼、泥鳅、海鳗等；同时给予高蛋白、高热量、富含维生素、易消化的食物；肾功能不全的患者，应给予低钠、低蛋白或低淀粉饮食，以减轻肾脏负担；如有高尿酸血症及高钙血症时，应鼓励患者多饮水，进食含水丰富的蔬菜、水果，以预防或减轻高钙血症和高尿酸血症。

3. 肾功能损害护理

肾功能损害的患者，因代谢物积累过多，部分废物经呼吸道排出而产生口臭，影响患者食欲，应做好口腔护理，必要时咨询医护人员指导处理。注意在专业医师指导下口服药物，以避免口服对肾脏有损伤的药物。对于稳定期的患者应每2～3个月进行相关血尿生化指标的复查。

4. 疼痛护理

轻度疼痛患者可进行冥想、深呼吸、听音乐等，转移对疾病和疼痛注意力；中度疼痛患者采用物理疗法结合放松疗法，热敷患者疼痛部位；重度疼痛患者需用镇痛药物干预疼痛，患者应按医嘱并按时服用镇静止痛药；采用手掌环形按摩腹部，预防便秘，5～10分钟/次，2次/日，观察有无头晕、恶心呕吐等相关不良反应，必要时咨询专业医护人员。

5. 预防感染

本病以呼吸道感染和肺炎为多见，其次是泌尿道感染，故应保持病室清洁空气，温湿度适宜，避免受凉和防止交叉感染，经常变换体位，及时排痰，鼓励水化利尿。

6. 健康教育

①化疗期间患者应多饮水，穿宽松衣服、鞋袜、手套，进行温水洗漱、温水足浴，通过局部按摩等辅助治疗可缓解周围神经病变症状。②在治疗血栓并发症时，应注意观察出血等相关症状；出现单侧肢体的肿胀、疼痛时，提示有深静脉血栓形成的可能。出院后应加强监测抗凝治疗的疗效，定期复查，预防深静脉血栓的复发。③居家期间口服沙利度胺、来那度胺等靶向药物时，注意观察有无嗜睡、乏力、血栓栓塞、神经病变、水肿、腹胀、便秘、白细胞减少等药物不良反应，必要时咨询医护人员。

六、多发性骨髓瘤的治疗手段有哪些？

多发性骨髓瘤为血液科的恶性肿瘤之一，本病临床症状复杂繁多，病情难愈，目前为止仍未找到可以治愈的方法。本病的治疗主要有化学治疗、放射治疗、靶向治疗、免疫治疗、中医中药治疗。

七、中医对多发性骨髓瘤的认识

在历代的中医古籍文献有"骨瘤""骨疽""骨痹""骨蚀""石疽"等病证的描述，与多发性骨髓瘤的临床表现相近。中医认为本病的主要病因病机为脏腑虚弱，外感寒热毒邪，留驻于骨节，伤筋络，蚀骨髓，导致气滞血瘀、骨骼阻塞、骨骼筋脉失于濡养而产生本病，本病主要与肝、肾、脾相关。因肾主骨，骨生髓，本病的发生与肾密切相关。本病虽然以骨痛为主要及首发症状，但临床表现复杂。辨证要点在于阴阳虚实及病位。多因正虚致病，然而正虚邪实贯穿于本病的全过程，邪实在于寒凝、瘀血及脏腑郁热，而正虚则以肾虚为主，兼累肝脾，损及阴阳。本病急症及兼症多，要合理处理本病与急症及兼症的轻重缓急，辨证施治。

八、多发性骨髓瘤的中医治疗

（一）辨证论治

1. 寒凝毒聚
主证：全身或局部骨痛，可能触及骨骼肿块，遇寒加剧，得热则舒；或局部肿块，坚硬不移，口淡不渴，舌苔白滑，舌质淡胖，脉沉迟或弦。

治法：温阳通络，祛痰散结。

方药：阳和汤加味。

2. 气滞血瘀
主证：胸胁、腰背、肢体骨痛，痛有定处，活动时加剧，或见痛处包块，触之坚硬或韧如橡木，颜面晦暗，胃纳欠佳，大便时结，舌质紫暗或有瘀斑，脉弦涩。

治法：祛瘀活血，行气止痛。

方药：血府逐瘀汤加味。

3. 气血两亏

主证：获病日久，面色苍白无华，短气乏力，纳呆，形体消瘦，肌肤爪甲枯槁，皮下鲜红或暗红有瘀斑。此起彼伏，或有病理性骨折而肢体痿废，舌质淡，苔薄白，脉沉细或弱。

治法：益气养血，祛瘀散结。

方药：八珍汤加减。

4. 脾肾阳虚

主证：进行性消瘦，颜面㿠白，动则气促，畏寒肢冷，腹胀便溏，小便清长，或腹胀如鼓，肢体浮肿，按之凹陷，厌食，短气乏力，腰酸膝软，舌质淡胖，苔白或白滑，脉沉迟无力，甚或脉微欲绝。

治法：温补脾肾。

方药：附桂八味丸加味。

（二）对症用药

常出现恶心、呕吐、口腔溃疡、腹痛、腹泻等不良反应，全身可见骨髓抑制、疲倦、乏力、纳差等不适，且远期疗效不佳，因此常常需要以中药为主的辅助治疗以增强治疗效果、减轻毒副作用、改善患者的生活质量。

（1）放疗初期多为热毒炽盛，局部红肿热痛，口干口渴，大便干，舌质红，苔薄黄，脉数。治宜清解毒，凉血活血。方用五味消毒饮加减：金银花、连翘、蒲公英、生地黄、牡丹皮、土茯苓、大黄、白花蛇舌草、墨旱莲、山药、赤芍、全蝎、蜈蚣、补骨脂等。

（2）化疗中期易出现骨髓抑制及消化道症状，如化疗时恶心或呕吐、腹胀、全身乏力、食欲不振、舌淡、苔白、脉细，治宜健脾和胃，降逆止呕。方用香砂六君子汤加味：木香、砂仁、陈皮、半夏、党参、白术、茯苓、旋覆花、黄连、焦三仙、白芍、生姜等。

（3）放疗后期多为阴虚内热，表现为口干、消瘦、局部皮肤干燥、低热、五心烦热、舌红少苔、脉细等肺肾阴虚之象。治宜滋阴清热，养肺补肾。方用沙参麦冬汤合增液汤加减：沙参、生地黄、天冬、麦冬、玄参、黄精、天花粉、石上柏、青蒿、鳖甲、山萸肉、枸杞子、女贞子、玉竹、石斛、葛根等。

（4）化疗时骨髓抑制，白细胞计数下降，全身乏力，面色㿠白，舌淡，苔白，脉细，证属脾肾两虚。治宜脾补肾抗癌，扶正培本。方用脾肾方加味：太子参、鸡血藤、白术、枸杞子、女贞子、菟丝子、补骨脂、生地黄、山药、茯苓、牡丹皮、淫羊藿、黄芪等。

（5）化疗时出现口腔溃疡，皮肤色素沉着，证属中医阴虚内热、阴阳失调，治宜滋阴清热、调和阴阳。方用清胃散加减：生地黄、土茯苓、玉竹、石斛、黄连、黄柏、桂枝、白芍、五味子、麦冬、玄参、桃仁、熟地黄等。

（6）化疗、放疗后巩固治疗的同时，宜扶正培本抗病，提高身体免疫功能。方用左归丸合四君子汤加减：枸杞子、黄精、生地黄、菟丝子、熟地黄、生黄芪、淫羊藿、白花蛇舌草、半枝莲、补骨脂、党参、女贞子、白术、山药等。

（三）中成药治疗

常用平消胶囊、安多霖胶囊、加味犀黄胶囊、消癌片、蒲公英制剂、寻骨风制剂、半枝莲注射液、龙葵制剂、白花蛇舌草制剂等。中成药治疗的选择，需在专家指导下进行服用，切不可病急乱投医，中成药制剂同样讲究辨证用药。

（四）中医药外治

（1）中药熏洗治疗，宜选用活血化瘀、温经通脉之方药，如黄芪、当归、赤芍、川芎、伸筋草、桂枝、地龙、桃仁、红花等。

（2）外用止痛贴敷或膏药，治以化瘀软坚、解毒止痛，贴敷常用药物有大黄、全蝎、蚤休、山慈菇、姜黄、冰片、红花、桃仁、当归、血竭、莪术、蜈蚣、桂枝、乳香、没药、细辛、三棱、天南星等。

（3）中药封包热敷，对疼痛部位进行热敷，常用药物有水蛭、川乌、草乌、太子参、莪术、三棱、伸筋草、透骨草、威灵仙、鸡血藤、千年健、海桐皮、苏木、桃仁、红花、艾叶、槲寄生、独活、防风等。

（五）针灸治疗

（1）穴位：①阳陵泉，风市，委中。②膝阳关，足三里。方法：每次取①、②方各 1 ~ 2 穴，缓慢进针，可隔 10分钟行针 1 次，每日 1 ~ 2 次。

（2）穴位：上脘，大陵，郄门，神门，鱼际。方法：毫针刺，实证用泻法，虚证用补法，留针 20 ~ 30 分钟，每日1 次。适应证：多发性骨髓瘤吐血者。

（3）穴位：脾俞，大肠俞，中髎，长强，关元，三阴交。方法：选用 3 ~ 4 穴，毫针刺，施补法或平补平泻法，留针20 ~ 30 分钟，每日 1 次。适应证：多发性骨髓瘤虚证便血者。

（4）穴位：脾俞，足三里，气海，百会。方法：毫针刺，补法，可灸，每日 1 次。适应证：多发性骨髓瘤气血亏虚眩晕者。

（六）药膳疗法

（1）人参，莲子，冰糖。用法：将人参、莲子（去心）用水浸泡后加入冰糖，置锅中隔水蒸炖 1 小时即可食用。适应证：多发性骨髓瘤气虚、食少、疲倦者。

（2）枸杞子，牛肉，胡萝卜，马铃薯，番茄汁。用法：以上原料加佐料、起煮炖后服用。适应证：多发性骨髓瘤体质虚弱者。

（3）当归身，黄花菜根，瘦猪肉适量。用法：以上原料同煮汤，熟后食肉喝汤。适应证：多发性骨髓瘤化疗后血象降低者。

（4）鲜牡蛎，瘦猪肉（切薄片）。用法：拌少许淀粉，放入开水中煮沸待熟即成，略加食盐调味即可食用。适应证：多发性骨髓瘤阴虚者。

（5）猪肝，黄芪。用法：猪肝爆盐备用，用黄芪煮水，以此水煮已腌制过的猪肝至半熟，取出晾干，食用时再蒸熟服食。适应证：多发性骨髓瘤放、化疗后气血虚弱者。

（6）肉片，山药。用法：山药切片，与肉片在锅中同炒。加入黄酒、盐、调料后即可服食。适应证：多发性骨髓瘤化疗后乏力、便溏者。

（7）山药，白扁豆，鸡内金，大米。用法：以上四种食材加水煮粥用作早餐。适应证：多发性骨髓瘤食欲欠佳、腹胀者。

第二十一节　恶性骨肿瘤

一、什么是恶性骨肿瘤？

骨肿瘤是发生于骨骼或其附属组织的肿瘤，有良性、恶性之分。恶性骨肿瘤，就是老百姓常说的"骨癌"，其发展迅速，预后不佳，死亡率高。恶性骨肿瘤分为原发性和继发性。骨肉瘤是常见的原发性骨肿瘤，骨肿瘤可发生于全身任何骨骼，以膝关节附近多见，其次可发生于肩关节、髋关节、脊柱、骨盆等部位。

在我国其发病率高于英美国家，可以发生在任何年龄，以儿童和青少年常见，发病年龄高峰在 11 ~ 20 岁，其次是 21 ~ 30 岁，小于 6 岁或大于 60 岁者少见，85%的病例在 35 岁以下、15 岁以上发病。本病男女比例为 3 ：2，但 15 岁以下无明显性别差异。

二、恶性骨肿瘤的危险因素

1. 物理放射因素

放射线已证实能导致骨肉瘤的发生，几乎所有趋骨性放射性核素在实验室内均能引起骨肉瘤。在哺乳动物实验中，不论采用外部或内部放射的方法，都可以诱发骨肉瘤。某些骨疾患如骨巨细胞瘤、动脉瘤性骨囊肿或骨外肿瘤如乳腺瘤、视网膜母细胞瘤等在局部放射线照射治疗后，偶可引起继发性骨肉瘤。

2. 化学因素

接触某些化学致癌物如甲基胆蒽可诱发实验性骨肉瘤。某些药物如环磷酰胺可致骨肉瘤，随累积剂量增多而发病率增高。

3. 病毒因素

实验观察到多种肉瘤病毒可诱发骨肉瘤的动物模型，来源于人骨肉瘤组织中的无细胞悬液可引起实验性骨肉瘤。

4. 遗传因素

视网膜母细胞瘤基因（RB 基因，已知它是一种抑癌基因）

突变或缺失的遗传性视网膜母细胞瘤患者，发生骨内瘤的危险性远远高于一般人。近年发现一些骨肉瘤患者也有 RB 基因的突变。

5. 其他

良性骨疾患如多发性骨软骨瘤、骨 Paget 病、骨纤维结构不良等可恶变而发生骨肉瘤；慢性炎症或刺激可能也是骨肉瘤发生的危险因素。有研究认为身材高的青少年，骨骼生长活跃，骨肉瘤的发病率较高。

三、恶性骨肿瘤的常见临床表现

1. 疼痛

最早主诉为间歇性隐痛，活动后加重，数周或者数月后发展为持续性疼痛，进而可出现剧烈疼痛、不能忍受，夜间尤较白天为甚，肢体活动常常可进一步加重疼痛。患者因疼痛无法入睡，可出现各种精神症状，如烦躁、焦虑或抑郁等。

2. 肿块

发生 2 ~ 3 个月后，局部可摸到肿块，软硬不定，并伴有明显触痛，肿瘤周围肌肉组织可出现萎缩。随着肿块的增大和炎症反应，局部肿胀进一步加重，以致皮肤紧张、发亮，色泽呈紫铜色或暗红色，表面静脉怒张，有时可以摸到搏动，或听到血管搏动的杂音。由于肿瘤部位血运丰富，局部皮肤温度可有增高，附近淋巴结可有反应性增大和压痛。

3. 功能障碍

早期一般多由于疼痛、肌肉痉挛所致，而后期则多因骨与关节结构的破坏、肿块压迫及筋肉挛缩引起。患者常因疼痛而关节呈半屈位，不敢活动，当肿瘤发生于关节附近、随着肿块体积增大时，则可导致关节活动受限，甚至发生关节积液。偶有患者发生病理性骨折。

4. 压迫症状

向颅腔和鼻腔内生长的肿瘤，可压迫脑和鼻的组织，因而出现颅脑受压和呼吸不畅的症状；盆腔肿瘤可压迫直肠与膀胱，产生排便及排尿困难；脊椎肿瘤可压迫脊髓而产生瘫痪。

5. 畸形

因肿瘤影响肢体骨骼的发育及坚固性而合并畸形，以下肢为明显。

6. 病理性骨折

肿瘤部位只要有轻微外力就易引起骨折，骨折部位肿胀疼痛剧烈，脊椎病理性骨折常合并截瘫。

7. 远处转移

骨肉瘤的远处转移灶多见于肺部。当术后出现胸闷、咳嗽、体重减轻等症状时，常提示已发生肺转移。晚期双肺出现多个转移瘤时，可出现干咳、咯血和呼吸急促。肺部转移瘤一般在原发肿瘤出现4~9个月内发生；骨肉瘤亦可发生骨转移，并出现相应部位的疼痛；其他亦可出现软组织转移的情况。

8. 全身症状

可出现低热，并逐渐出现体重减轻、贫血、乏力、睡眠不佳、食欲减低、精神萎靡不振等。

四、恶性骨肿瘤的高危人群

（1）具有不良生活习惯，如长期吸烟、长期酗酒等。

（2）特定的环境职业暴露，如长期接触放射线和化学药物等。

（3）有恶性骨肿瘤家族史的患者。

（4）不明原因消瘦。

（5）其他仪器检查（如 CT 检查）发现骨质有病变的。

（6）肥胖、长期坐位工作又缺乏锻炼者。

五、恶性骨肿瘤的预防

（1）避免接触某些可能的致病因素。

（2）养成良好的生活习惯，保持乐观的精神态度。

（3）科学健身，保持适当的体育锻炼，可选择中医养生操，如八段锦、五禽戏、太极。

（4）中医日常保健，如针灸推拿按摩，常用保健穴有合谷、足三里、关元、神阙、气海等（图 3-13）。

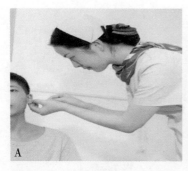 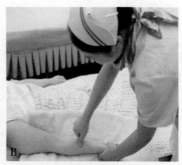

耳穴按摩　　　　　　　　　　循经络按摩

图 3-13　耳穴按摩和循经络按摩

（5）定期体检，发现并处理早期癌症及癌前病变，就可以有效地预防。

六、恶性骨肿瘤的治疗手段有哪些？

目前公认恶性骨肿瘤应采用综合治疗。早期病例在行手术治疗前先进行化疗放疗，手术截肢或全骨切除加人工骨植入术或灭活再植术后，再行联合化疗以巩固疗效消灭可能残存的微小转移灶；晚期转移患者和不能手术的患者先做化疗，以后视病情再进一步行手术治疗或放疗，术后再予巩固性化疗，同时配合中医治疗（图 3-14）。

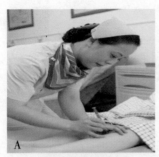

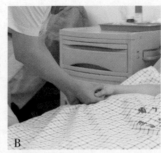

中药穴位注射治疗　　　　　　穴位贴敷操作

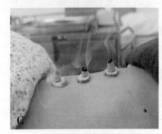

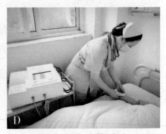

中医隔姜灸　　　　　　中药定向透药治疗

图3-14　中医药治疗

七、中医对恶性骨肿瘤的认识

恶性骨肿瘤归属于中医"骨瘤""骨痨""骨疽""石疽"等范畴,《灵枢·九针论》说:"四时八风之客于经络之中,为瘤病者也"。《圣济总录·瘤门》说:"瘤之为义,留滞而不去也。气血流行不失其常,则形体和平,无或余赘,及郁结壅塞,则乘虚投隙,瘤所以生"。骨肉瘤发病,其病因有内外因之分、先后天影响之别。在外主要为感受邪毒客于肌脚筋骨，阻碍营卫之气运行，结而成块，或由表入里，影响脏腑功能，气、血、水液代谢失调，留于局部发为结块；在内则有七情怫郁，饮食不调，宿有旧疾或久病伤正，脏腑失其常，蕴生各种病理产物，酿毒留结，久而成为瘤疾。

八、恶性骨肿瘤的中医对症治疗

1. 疼痛肿块

采用针灸治疗，缓解疼痛，也可按揝合谷穴、足三里等穴位。

2. 食欲不振、恶心呕吐

可选用半夏止吐方进行穴位贴敷，也可用吴茱萸散贴敷中脘、涌泉穴预防呕吐。宜予生姜、麦芽、山楂饮、山楂酸梅汤、山药、扁豆、鸡内金等。

3. 放射性皮炎

也多见于放射性治疗后，主要发生在接收放射性的具体部位，防治方法有1%氢化可的松软膏外用，保持皮肤干燥，穿宽松、柔软的衣裤，以及减少局部皮肤的摩擦。中医药可以使用烫伤膏或如意金黄膏等。

4. 骨髓抑制

多见于放化疗后的患者，可选用人参、西洋参、黄芪、黄精、当归、山药、桂圆、枸杞子、大枣、甲鱼、驴皮胶等煲汤，如龙眼、枸杞、大枣煲鳝鱼，乌豆猪骨水鱼汤。

5. 全身症状

如乏力、疲劳，可口服西洋参，还可指压按摩缓解疲劳，如有发热，给予高蛋白、高热量、富含维生素的食物，食疗可予香菇虫草炖土鸭汤。

九、恶性骨肿瘤的中医辨证论治

1. 阴寒凝滞证

证候：肿瘤初起，酸楚轻痛，局部肿块，或无疼痛，畏寒，舌淡苔白，脉沉迟。

治法：温阳逐寒，开结化滞。

方药：阳和汤（《外科全生集》）加减。

2. 毒热蕴结证

证候：病变局部疼痛、肿胀结块，肿块迅速增大，局部温度较高，皮色发红或变青紫，肢体活动障碍，口渴，便干结，尿短赤，或兼发热面红，舌苔黄或黄厚黏腻，脉弦数或滑数。

治法：解毒清热，消肿散结。

方药：四妙勇安汤（《验方新编》）加减。

3. 痰湿流注证

证候：身体困倦，四肢乏力，病变局部肿胀疼痛，质硬或破溃，大便或溏，舌体胖大，舌质淡，苔白滑腻，脉滑。

治法：化痰祛湿，解毒散结。

方药：海藻玉壶汤（《外科正宗》）加减。

4. 瘀血内结证

证候：面色晦暗无华，口唇青紫，病灶处持续疼痛，肿块固定不移、坚硬，痛如针刺，表面肤色发暗，舌质紫暗或有瘀斑、瘀点，脉涩或弦、细。

治法：活血逐瘀，软坚散结。

方药：身痛逐瘀汤（《医林改错》）加减。

5. 肝肾阴虚证

证候：局部肿块肿胀疼痛、皮色暗红，疼痛难忍，朝轻暮重，身热口干，或有咳嗽，憋闷，形体消瘦，全身衰弱，苔少或干黑，脉涩或细数。

治法：滋肾填髓，降火解毒。

方药：知柏地黄丸（《医宗金鉴》）加减。

6. 气血双亏证

证候：局部肿块蔓肿、疼痛不休，面色苍黄，神疲倦怠，消瘦乏力，心慌气短，气少不足以息，动则汗出，舌质淡红，脉沉细或虚弱。

治法：益气养血，调补阴阳。

方药：八珍汤（《正体类要》）加减。

十、恶性骨肿瘤的其他康复手段

1. 饮食康复

增强患者体质，患者手术、化疗后体质非常虚弱，肢体功能障碍尚未恢复，肾精失于濡润筋骨，呈现出以虚为主、精不养骨的病机特点。此时中医治疗应以补肾养阴、壮骨生髓、培补元气为治法，以重建患者的机体功能。可选用左归丸（《景岳全书》）、左归饮（《景岳全书》）、肾气丸（《金匮要略》）加减治疗。

2. 心理康复

医护人员需要对患者进行心理健康关怀、情绪疏导。护理人员需要和患者建立良好的关系，掌握积极有效的沟通方式，帮助患者正视疾病，消除顾虑，从而达到理想的治疗效果。

第二十二节　癌　痛

一、正确认识癌痛

1. 什么是癌性疼痛？

癌痛作为晚期肿瘤的第五大生命体征，严重影响肿瘤患者的生活质量。初诊肿瘤患者疼痛发生率约为 25%，晚期肿瘤患者的疼痛发生率为 60% ~ 80%，其中 1/3 的患者为重度疼痛。控制癌痛，提高晚期肿瘤患者的生存质量是 WHO 肿瘤治疗的重要任务之一。疼痛常伴随着感觉、情感、认知和社会成分的痛苦体验，往往与实际或者潜在组织损害相关。癌性疼痛即癌痛，是一种疾病，也是最常见的肿瘤相关症状之一，包括肿瘤直接侵犯和压迫局部组织、肿瘤转移、抗肿瘤治疗引起的相关性疼痛及社会心理等非肿瘤因素所致的疼痛，可以导致抑郁或者精神障碍，严重影响患者的生活质量。

2. 得了肿瘤一定会痛吗？

肿瘤患者疼痛的发生率为 40% ~ 70%，在过去 40 年中癌痛的发生率并未降低；50% 的癌痛患者其疼痛未能得到足够的缓解，有 45% 的晚期患者会经历中度到重度的疼痛。

3. 导致癌痛的主要原因是什么？

癌痛的原因复杂多样，大致可分为以下三类。一是肿瘤相关性疼痛：因为肿瘤直接侵犯、压迫局部组织，或者肿瘤转移累及骨、软组织等所致；二是抗肿瘤治疗相关性疼痛：常见于手术、创伤性操作、放射治疗、其他物理治疗及药物治疗等抗肿瘤治疗所致；三是非肿瘤因素性疼痛：由于患者的其他合并症、并发症及社会心理因素等非肿瘤因素所致的疼痛。

4. 癌痛的诊断标准是什么？

经影像学、细胞学、病理学确诊为恶性肿瘤，合并世界卫生组织疼痛强度分级标准为 0 级：无痛；1 级（轻度疼痛）：

有疼痛感但不严重，可忍受，睡眠不受影响；2级（中度疼痛）：疼痛明显，不能忍受，睡眠受干扰，要求用镇痛药；3级（重度疼痛）：疼痛剧烈，不能忍受，睡眠严重受干扰，需要镇痛药。

5. 什么是肿瘤的爆发痛？

爆发痛包括偶发性疼痛、药物剂量末疼痛、控制不佳的持续性疼痛。偶发性疼痛指的是与特定活动或事件相关联的疼痛（如物理治疗、运动或可能诱发疼痛的常规程序）。药物剂量末疼痛指的是，在按时给予阿片类药物剂量间隔结束时发生的疼痛。控制不佳的持续性疼痛指的是，按时给予阿片类镇痛药物控制不住的疼痛。

二、了解癌痛的程度评估

常用的疼痛程度评估方法有哪些？

临床上常用疼痛评分量表来衡量疼痛的严重程度，常用的评估方法包括数字分级法、面部表情疼痛评分量表法、主诉疼痛程度分级法等，可根据患者的疼痛评分和所属阶梯选择相应的止痛药物。

1. 数字分级法（NRS）

用0 ~ 10个数字来表示疼痛的程度，0是没有疼痛感觉，1 ~ 3分就是轻度疼痛，4 ~ 6分是中度疼痛，7 ~ 9分是重度疼痛，10分就是极重度的疼痛。

2. 面部表情疼痛评分量表法

根据患者疼痛时的面部表情状态进行疼痛评估，适用于儿童、老年人，以及存在语言文化差异或其他交流障碍的患者（图 3-15）。

3. 主诉疼痛程度分级法（VRS）

根据患者对疼痛的主诉，将疼痛程度直接分为轻度、中度、重度，具体疼痛程度见图 3-15。

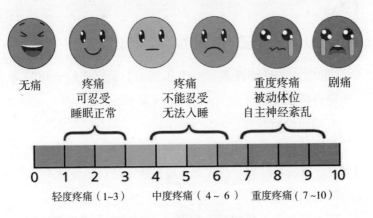

图 3-15　疼痛程度示意图

三、掌握止痛的原则与方法

（一）癌痛的治疗原则与方法是什么？

癌痛的治疗应采取规范化、个体化的治疗原则，治疗方法包括病因治疗和对症治疗。

病因治疗是指针对引起癌痛的病因进行治疗，包括对肿瘤本身、并发症的治疗，如肿瘤的手术、放疗、化疗等。

对症治疗包括药物治疗和非药物治疗。药物治疗应遵循五项原则，是目前内科治疗癌痛的主要方法。非药物治疗主要有介入治疗、放疗（姑息性止痛放疗）、针灸、经皮穴位电刺激等物理治疗、认知—行为训练及社会—心理支持治疗等。

（二）癌痛药物治疗的五项原则是什么？

《肿瘤疼痛诊疗规范（2018 年版）》对癌痛的治疗明确提出应遵循五大原则。

1. 口服给药

口服给药为最常用也是最方便的给药方式，当患者无法口服时，可选择经皮、经皮下、经静脉、经直肠等方式。

2. 按阶梯给药

即根据患者疼痛的轻重程度给药。轻度疼痛患者使用一级阶梯药物，主要使用非阿片类镇痛药进行镇痛；中度疼痛患者使用二级阶梯药物，常在一级阶梯的用药基础上加用弱阿片类药物，如可卡因、曲马朵；重度疼痛患者使用三级阶梯药物，使用强阿片类药物，如吗啡、羟考酮、芬太尼等，也会进行辅助用药（图 3–16）。如果患者诊断为神经病理性疼痛，应首选三环类抗抑郁药物或抗惊厥类药物等。如果是肿瘤骨转移引起的疼痛，应该联合使用双膦酸盐类药物，抑制溶骨活动。

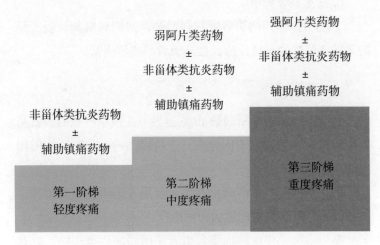

图 3-16　癌痛阶梯给药方法

3. 按时给药

按照规定的时间给药，无论给药当时患者是否发作疼痛，都要保证疼痛的持续缓解。当在给药间隙或出现爆发痛时，不宜随意调整原有的给药顺序。例如，提前使用规定时间的镇痛药，应当临时单次使用强效镇痛药物，如即释阿片类药物。

4. 个体化给药

指按照患者病情和癌痛缓解程度来给药物剂量，制定个体化用药方案。使用阿片类药物时，由于个体差异，阿片类药物无理想标准用药剂量，凡能使疼痛得到缓解并且副作用最低的剂量就是最佳剂量。

5. 注意具体细节

对使用止痛药的患者要加强监护，密切观察其反应，目的是减少药物的不良反应，提高患者的生活质量。

（三）什么是三阶梯止痛方案？

癌痛三阶梯治疗原则是 1986 世界卫生组织推荐的，就是把疼痛按照轻重程度不同分为三个阶梯，每一个阶梯使用相应的止痛药物。

第一阶梯：轻度疼痛推荐患者使用非甾体类抗炎药物，如有需要可以联合辅助镇痛药物治疗。

第二阶梯：中度疼痛推荐患者使用弱阿片类药物，如有需要可以联合非甾体类药物及辅助镇痛药物，或者使用小剂量强阿片类药物。

第三阶梯：重度疼痛推荐患者使用强阿片类药物，如有需要可以联合使用非甾体抗炎药物及辅助镇痛药物。

（四）什么是"天花板效应"？哪些止痛药物有天花板效应？

"天花板效应"即药物增加到一定剂量后，疼痛仍不能控制时，再增加剂量也不能提高止痛效果，而不良反应会增加。

第一和第二阶梯使用的非甾体和弱阿片类药物具有"天花板效应",而强阿片类药物(代表药吗啡)无天花板效应,但可产生耐受,需适当增加剂量以克服耐受现象。常见镇痛药分类见图3-17。

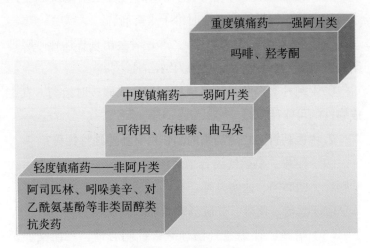

重度镇痛药——强阿片类

吗啡、羟考酮

中度镇痛药——弱阿片类

可待因、布桂嗪、曲马朵

轻度镇痛药——非阿片类

阿司匹林、吲哚美辛、对乙酰氨基酚等非类固醇类抗炎药

图 3-17　镇痛药分类

四、使用止痛药物的注意事项

1. 止痛药物常见的副作用有哪些?如何防治?

(1)便秘:多饮水、多食纤维类食物、适当运动,必要时口服乳果糖、灌肠等。

(2)恶心、呕吐:甲氧氯普胺、司琼类、阿瑞匹坦。地塞米松联合甲氧氯普胺常为用联合方案。

（3）谵妄：氟哌啶醇、劳拉西泮、咪达唑仑等。

（4）尿潴留：诱导自行排尿、流水诱导排尿、热水冲洗会阴部、膀胱区按摩，若无效，可短期导尿。

（5）嗜睡或过度镇静：重在预防，规范用量及调整用量，避免快速增量等，必要时给予兴奋剂。

（6）阿片类药物过量中毒：严重者会出现昏迷伴呼吸抑制和呼吸暂停。针对性拮抗药为纳洛酮。

（7）阿片类药物滥用及成瘾问题：口服按时给药，发生成瘾性的可能性极微。

2. 中医药针对止痛药物的副作用有哪些独特优势？

（1）便秘：小承气汤合增液汤加减；麻仁润肠丸、番泻叶颗粒、四磨汤、通便灵等。

（2）恶心、呕吐：二陈汤加减。

（3）嗜睡：补中益气汤加减；针刺心俞、三阴交、百合、照海等穴。

（4）尿潴留：八正散加减；针刺（关元、三阴交、膀胱俞、中极、阴陵泉）、穴位注射、灸法、按摩等。

（5）眩晕：半夏白术天麻汤加减；针灸刺内关、百会、合谷、太阳。

（6）瘙痒：消风散加减。

3. 癌痛患者家庭用药应该注意什么？

（1）了解并掌握哪些药应该按时服，哪些药应该按需服。

（2）按时服药，以维持稳定的血药浓度，保证24小时持续无痛。

（3）在疼痛发作前用药，不要等到无法忍受时再用药，疼痛越严重越不容易控制。

（4）制订一个合适的给药计划，即保证准确地给药间隔又尽可能避开睡眠时间。

（5）不要突然停药，突然停药会出现一些不适症状，应在医师的指导下逐渐减药，可以避开不适症状的发生。

五、癌痛的中医药治疗

（一）中医如何认识癌痛？

历代中医文献对癌痛有相关记载。如《内经》云："大骨枯槁、大肉下陷、胸中气满、喘息不便、内痛引肩颈"，极似晚期肺癌疼痛。《千金方》描述："食噎者，食无多少，惟胸中苦塞，常病不得喘息"，记载了食道癌的疼痛。癌痛的病因病机有气滞、血瘀、痰结、寒凝、热毒、虚损等多种原因，总体上可概括为久病入络，"不通则痛"和"不荣则痛"。癌毒内蕴、痰瘀互结、经络不通是癌性疼痛的基本病机。早期以实痛为主，晚期以虚痛为主，或虚实夹杂。癌痛多为本虚标实之证，以标实为主，多是因虚而得病，因实而致痛，癌痛是一种全身属虚，局部属实的病症。中医治疗癌痛宜病证结合，内外兼治。常有内服中药和中医外治之分。中医外治治疗癌痛有针灸、中药散剂外敷、膏药贴敷、酊剂外擦、穴位贴敷、穴位注射、中药熏蒸、中药介入等方法。

（二）癌痛常见辨证论治有哪些？

1. 肝郁气滞型（胀痛）

症见：胀痛，急躁易怒或情绪抑郁，伴胸闷、嗳气、善太息。

治法：疏肝解郁、行气止痛。

方药：柴胡疏肝散加减。

2. 瘀血阻络型（刺痛）

症见：痛有定处，如针刺刀绞，疼痛夜间尤甚，伴面色黧黑、肌肤甲错，或舌质紫暗，有瘀斑。

治法：活血化瘀、通络止痛。

方药：桃红四物汤加减。

3. 寒邪客体型（窜痛、冷痛）

症见：窜痛或冷痛，遇寒加重、得温则减，面色苍白，大便稀溏，小便清长。

治法：疏风散寒止痛。

方药：蠲痹汤加减。

4. 毒邪蕴结型（锐痛）

症见：以热痛为主，口干口渴，烦躁易怒，口臭，大便秘结，小便黄。

治法：解毒散结止痛。

方药：五味消毒饮加减。

5. 中虚寒凝型（隐痛）

症见：隐隐作痛，绵绵不休，或伴有恶心呕吐，面色萎黄。

治法：调中散寒止痛。

方药：理中丸加减。

（三）中医药如何治疗癌痛？

中医学讲究整体观念，从患者身心整体出发，治疗癌痛注重患者的整体感受和功能的恢复，中药口服及外治法治疗癌痛效果明显，作用持久而缓和，副作用小，有独特的优势。中药联合镇痛药及放化疗可减少镇痛药的副作用、缓解放化疗的不良反应、增强镇痛效果，减少西药止痛药用药剂量，甚至停用西药。此外，许多中药在抗癌痛的同时也可起到抑制肿瘤的作用，还能够增强机体免疫力，改善患者生活质量。

1. 内治法分阶段治疗癌痛

（1）早、中期癌性疼痛多为实痛，不通则痛，以祛邪为主。早、中期的癌痛，邪正交争剧烈，尚耐攻伐，多见血瘀、寒凝、热毒、痰湿证，故治疗以祛除癌毒邪气、通络止痛为主，辅以扶助正气。

①血瘀证：痛有定处，痛如针刺，痛处拒按，夜间较甚，舌色多偏于暗红，伴见瘀斑，舌下络脉曲张，其脉多涩

等。常用全蝎、蜈蚣、蜂房、地龙、川芎、桃仁、赤芍、益母草、鸡血藤等药活血化瘀，通络止痛。

②寒凝证：痛处肿块皮色不变，怕冷，遇冷加重，喜温，面色㿠白，舌淡，脉迟等。常用桂枝、细辛、白芥子、乌药、干姜、附子、薤白等温通经络，散寒止痛的药物，促使阴寒之形得阳气，化气归无形，以缓解疼痛。

③热毒证：局部热痛，痛处拒按，情绪烦躁，喜凉，口渴，舌红，苔黄，脉数等。常用半枝莲、白花蛇舌草、夏枯草、黄芩、生地、玄参、牡丹皮、赤芍等清热药，其中半枝莲、白花蛇舌草、夏枯草也是临床中常用的抗肿瘤药物，若热灼耗伤津液，酌加麦冬、天冬、石斛、鳖甲等滋阴药，使清热而津不伤，津液足而热亦消，相辅相成。

④痰湿证：见局部钝痛，身体困重、乏力，痰多，头晕目眩，纳呆呕恶，苔腻，脉滑等。临床常用石菖蒲、远志、瓜蒌、山慈菇、生龙骨、生牡蛎、半夏等药以化痰散结止痛，治痰先治气，酌加如茯苓、陈皮等理气健脾之品，效果显著。

（2）晚期癌性疼痛多以虚痛为主，不荣则痛，治疗上以扶正为主，兼以祛邪，调补脾肾是关键。

肾为先天之本，肾藏精，精化气，气生血；脾为后天之本，脾胃为气血生化之源；脾肾虚衰则气血亏虚，脏腑经络失于濡养，即不荣则痛。"正气存内，邪不可干"。健脾补肾可增强人体免疫功能，一方面可抑制肿瘤的生长、转移，缓解肿瘤浸润、压迫等所致的疼痛；另一方面气血生化有源，濡养脏腑经络，可缓解疼痛。临床常用健脾补肾的中药有女贞子、桑寄生、山茱萸、补骨脂、黄芪、鳖甲、熟地黄、杜仲、牛膝、白术、猪苓、茯苓、五味子等。

2. 中医外治法

常用外治法有自制膏药外敷、针刺、艾灸、穴位敷贴、注射、埋线、耳针等。

（1）自制膏药外敷

①化癌止痛方：雄黄粉、白矾、乳香（布包）、没药（布包）、蟾皮、冰片、血竭、芒硝、白芥子。用法：上药共研末，取鸡蛋清适量，混合，搅拌均匀成糊状，敷于肿块上或痛处（皮肤未溃破），再以纱布或蜡纸覆盖，胶布固定；疼痛剧烈者，每6小时换药1次，疼痛较轻者，每12小时换药1次，可连续使用至疼痛缓解或消失。

②癌痛散：山奈、乳香、没药、大黄、姜黄、栀子、白芷、黄芩、小茴香、公丁香、赤芍、木香、黄柏、蓖麻仁。用法：上药共研末，取鸡蛋清适量，混合，搅拌均匀成糊状，敷于期门穴，再以纱布或蜡纸覆盖，胶布固定；疼痛剧烈者，每6小时换药1次，疼痛较轻者，每12小时换药1次，可连续使用至疼痛缓解或消失。

（2）针刺治疗：常选用针药结合及复合疗法为主要针刺疗法，取穴多为阿是穴（痛穴）、足三里、三阴交、合谷、大椎、大杼、阳陵泉、太冲及循经取穴，作用是刺激穴位激发脏腑机体精气，疏通经络，调气和血，使气血畅达而止痛。

（3）艾灸治疗：艾灸为通过艾叶熏灼于局部穴位，通过艾灸与穴位同时作用而达到止痛的目的，多与其他治疗联合使用。因五脏六腑之气输注于背腰部的腧穴，艾灸常选背俞穴（厥阴俞、肝俞、胆俞、肾俞、三焦俞），可培补元气、通经活络，有助于缓解疼痛；温阳艾灸法（中脘、神阙、关元穴）可起到温阳散寒、通络止痛的作用。

（4）穴位敷贴、注射、埋线治疗：穴位敷贴法主要是以一定的止痛中药在相应的穴位上进行敷贴、离子导入、注射、药物搽涂、埋植等，通过穴位等局部刺激产生激发经气，调理阴阳的作用而止痛。方法：根据患者肿瘤的脏器及疼痛部位选择穴位，主穴合谷、丘墟（双侧），肝癌加肝俞；肺癌加肺俞；胃癌加胃俞；肾癌加肾俞；膀胱癌加膀胱俞；大肠癌加大肠俞；小肠癌加小肠俞；胰腺癌加胃脘下俞；胸痛取内关、膻中、阿是穴；腰腿痛取环跳、肾俞、阳陵泉、昆仑穴；肩背痛取天宗、肩髃、阿是穴；内脏痛取相应脏腑的俞、募、原穴；血瘀明显配血海、膈俞；痰凝配丰隆；气滞配行间或太冲。每日 1 次，每次贴敷时间为 5～6 小时。穴位注射最常用双侧足三里穴注射；穴位埋线常用穴位是肺俞、肾俞、阿是穴等。

（5）耳穴治疗：脏腑通过经脉、络脉、奇经八脉等将气血汇聚于耳，因此在耳穴可寻找脏腑疾病反应点，通过刺激反应点可以治疗相应疾病，能够缓解疼痛、降低爆发痛、延长镇痛时间，且操作简便。如耳穴压豆（皮质下、神门、肝、三焦、交感穴）可缓解癌痛症状及焦虑抑郁等情绪；耳穴压豆（神门、皮质下、交感及脏腑所侵犯主穴）不仅起到镇痛作用，还能有效缓解患者的抑郁状态及阿片类药物所致的恶心、呕吐、便秘等。

参考文献

［1］汤钊猷.现代肿瘤学[M].3版.上海：复旦大学出版社，2011.

［2］潘敏求，黎月恒.中华肿瘤治疗大成[M].石家庄：河北科学技术出版社，1997.

［3］刘伟胜，徐凯.肿瘤科专病中医临床诊治[M].人民卫生出版社，2000.

［4］黄立中.中西医结合肿瘤病学[M].北京：中国中医药出版社，2020.

［5］张之南，沈悌.血液病诊断及疗效标准[M].2版.北京：科学技术出版社，1998.

［6］陈灏珠，钟南山，陆再英.内科学[M].9版.北京：人民卫生出版社，2018.

［7］杨剑横，何奇.常见肿瘤中医临证康复[M].北京：科学技术文献出版社，2015.

［8］郑心.肿瘤中西医结合预防与治疗[M].济南：山东科学技术出版社，2018.

［9］焦晓栋，臧远胜.肿瘤排查一本通[M].上海：上海科学技术出版社，2018.

［10］李进.肿瘤内科诊治策略[M].3版.上海：上海科学技术出版社，2017.

［11］郑伟达，郑东海.防癌抗癌食疗金方[M].北京：中国医药科技出版社，2016.

［12］周德生，吴兵兵.中医膏方全书[M].长沙：湖南科学技术出版社，2018.

［13］胡维勤.防癌抗癌简明食谱[M].青岛：青岛出版社，2017.

［14］邓彦，张华.不要吃出癌症来[M].广州：广东科技出版社，2019.

［15］辛海.中医养生的智慧[M].福州：福建科学技术出版社，2017.

［16］谢宇.中医经典养生文库[M].长沙：湖南科学技术出版社，2017.